PHILIPPE GRIMBERT

Runter von der Couch

Buch

Auch wenn wir es nicht gerne zugeben, im Grunde hängen wir doch
irgendwie an unseren Neurosen, Ängsten und Phobien.
Warum das so ist, führt Philippe Grimbert auf humorvolle Weise mit
einer Auflistung der Leidenssymptome einer malträtierten Psyche vor:
Macken, Ängste, fixe Ideen, Wahnvorstellungen und Depressionen.
Vom Phobiker über die Hysterikerin bis hin zum Zwangsneurotiker –
jeder findet hier seinen Spiegel.
Warum auch sollten wir auf diese masochistische Freude der Bestäti-
gung verzichten, die uns Hemmungen, Fehlschläge und enttäuschte
Erwartungen immer wieder verschaffen?

»Dieses Buch wird Sie vor langwierigen, kostspieligen Therapien bewahren, denn schließlich ist alles eine Frage der Perspektive.«

Autor

Philippe Grimbert ist klinischer Psychologe und Psychoanalytiker. In
Frankreich wurde er mit Büchern wie »La Psychoanalyse de la chanson« (Die psychoanalytischen Aspekte des Chansons) und »Pas de fumée sans Freud« (Freud und das Rauchen) bekannt.

Philippe Grimbert

Runter von der Couch

Ein Ausweg für alle, die an ihren Neurosen hängen

Aus dem Französischen
von Elisabeth Thielicke

GOLDMANN

3

Die Originalausgabe erschien
unter dem Titel »Evitez le divan«
im Verlag Hachette Littératures, Paris

Deutsche Erstausgabe

Der Goldmann Verlag ist ein Unternehmen
der Verlagsgruppe Random House.

1. Auflage
Deutsche Erstausgabe Oktober 2003
© 2003 der deutschsprachigen Ausgabe
Wilhelm Goldmann Verlag, München,
in der Verlagsgruppe Random House
© 2001 der Originalausgabe
Hachette Littératures, Paris
Umschlaggestaltung: Design Team München
Illustration: De bon matin © Jean-Jacques Sempé, 1990
Satz: DTP-Service Apel, Hannover
Druck: Elsnerdruck, Berlin
Verlagsnummer: 15245
Redaktion: Svenja Geithner
KF · Herstellung: Sebastian Strohmaier
Made in Germany
ISBN 3-442-15245-3
www.goldmann-verlag-de

Inhaltsverzeichnis

Vorwort 7

1. Der Verfasser weiß, wovon er spricht 13
   Der gute Rat des Experten 17
   Die Schrecken des kreativen Schaffens 19

2. Die Reize der depressiven Verstimmung 22
   Salzfreie Kost 25
   Wecken Sie den Narziss in sich 27
   Selbstzerfleischung durch Musik 34
   Das Leben ist ein (missglücktes) Fest 42
   Verpasste Gelegenheiten und teure Verblichene 44
   Von Blumen und Kranzspenden
   bitten wir abzusehen 47

3. Körperliche Leiden genießen 53
   Schädliche Lektüre – fruchtbar genutzt 57
   Wie man die Angst vor Krankheiten
   richtig auskostet 62
   Die Freuden der Übertragung 66

4. Perlen der Phobie 71

   Entscheidung, mir graut vor dir! 74

   Pfui Spinne! 82

5. Zwangsstörungen – die unvergleichliche
   Würze des Lebens 86

   Kostbare kleine Katastrophen 88

   Danken Sie Ihrem Über-Ich 91

6. Rausch des sexuellen Versagens 94

   Die Überraschungen der Liebe 96

   Das Fiasko als Posse 98

7. Süßes Gift der zwischenmenschlichen Beziehungen . 104

   Die Hölle, das ist der Andere 106

   Der Rächer mit der Maske 108

8. Die labende Wirkung des Misserfolgs 114

   Geliebte Prüfungen 119

   Es lebe das Desaster! 123

   Häusliche Tragödien 130

9. Kassandrische Wonnen 135

   Die Kunst des Hellsehens 137

   Kommt Nacht, kommt Rat 140

10. Alea iacta est 147

Epilog 151

Vorwort

Sie sind auf keinen Fall beschränkter als andere. Aber nein – wie auch immer Sie darüber denken mögen. Möglicherweise ein bisschen neurotischer, aber mehr nicht. Gut, Sie haben Schwierigkeiten mit dem, was man gemeinhin als Alltag oder Privatleben, soziale Kontakte, Beruf oder Partnerschaft bezeichnet. Aber wer hätte die nicht? Über Hindernisse, die so mancher Glückspilz leichtfüßig wie eine Ballerina überspringt, steigen Sie ächzend und stöhnend. Aber gilt das nicht für die meisten von uns? Ein kleines Problem ist natürlich Ihre tief sitzende Überzeugung, dass Ihre Sisyphosarbeit schon im Morgengrauen beginnt, ohne dass Sie auf Erlösung hoffen dürften. Vielleicht sind Sie ja wirklich ein wenig neurotischer als andere. Tatsächlich erscheint Ihnen das ganze Leben als eine Schicksalsprüfung oder, anders gesagt, als Verkettung von Symptomen, und diese Sicht der Dinge hat sich bei Ihnen zweifelsohne schon in zartem Alter herauskristallisiert, das können Sie ruhig zugeben, ohne dass es Ihnen peinlich sein müsste: Sie stehen damit keineswegs allein, um es noch einmal ganz deutlich zu sagen. Manche Menschen empfinden schon die ersten Schritte als einen schier aussichtslosen Kampf. Lange Jahre sind sie auf wackeligen Beinen durch die Gegend geschwankt, ungeachtet der wohlmeinenden Ermutigungen einer besorgten Familie, die das Kind bereits für den Rest seines Lebens auf allen Vieren durchs Leben krabbeln sah (was es im übertragenen Sinne ja auch geschafft hat). Nicht weniger schwierig war für diese Unglücksraben der Spracherwerb. Wie viel Stammeln, Nachplappern, tastende Versuche, bis sie endlich ihre Erzeuger beim Namen nennen und später dann ihre Ausscheidungsfunktionen bezeichnen konnten; Verständigungslaute, die trotz eines voll entwickelten Wortschatzes lange Zeit ihre wichtigsten Ausdrucksmittel blieben. Für die Außenwelt unhörbar und nur im inneren Dialog ausgesprochen, als Beschwörungsformel für Erstere, als unbewusste Zaubersprüche für Letztere. Das ging so weit, dass sie sich fragten, wozu sie sich überhaupt komplexere Formen hatten aneignen sollen. Sie sehen also: Auf dem Markt der Hemmungen haben Sie harte Konkurrenz.

Kommen wir unverzüglich zu zwei Herausforderungen, die, das muss gesagt sein, für jeden Menschen schwierig sind: das Erlernen des Eigentumsbegriffs und die Erfahrung der dem Kind eigenen polymorphen Perversion. Bei Ihnen haben diese beiden Stadien Ihre Beziehung zu Ihrer lieben Mama und zu Ihrem eigenen Körper unauslöschlich geprägt, und zwar so stark, dass Sie sich gezwungen sehen, Ihre Mutter bei jeder Gelegenheit mit Geschenken zu überschütten, weil Sie ihr diese so oft verweigert haben, und Ihren Körper mit dem Mantel des Schuldgefühls zu verhüllen, weil Sie ihn so oft verwöhnt haben.

Sie sehen also, Sie sind keineswegs beschränkter als andere. Nur ein bisschen neurotischer, weiter nichts. Ja, seit Ihrer Kindheit fühlen Sie sich durch diesen *Anderen* unterdrückt, der sich nicht damit zufrieden gab, Ihnen im Sandkasten Schaufel und Eimer wegzunehmen, sondern der Sie auch in der Schule von Ihrem Platz in der Rangliste verdrängt und auf der Aschenbahn weit vor Ihnen die Ziellinie passiert hat. Heute stolziert diese Person genau mit dem Menschen am Arm herum, auf dessen Zuneigung Sie gehofft haben, und er hat genau den verantwortungsvollen Posten inne, den Sie ersehnt haben. Mit kaum verhohlener Verbitterung hören Sie zu, wenn Ihnen seine Großtaten aufgezählt werden, und Sie blättern regelmäßig voller Wut die erste Seite der Tageszeitung um, auf der sein/ihr Photo prangt. Dieser *Andere* erscheint in immer neuer Gestalt, als Filmstar, erfolgreiche Sängerin, international agierender Geschäftsmann, Topmodel, Spitzensportler oder einfach als Nachbar von oben (nicht von unten, das versteht sich von selbst). Und Sie haben sich eine Überzeugung zurechtgelegt: Der verhasste *Andere* nährt seinen Triumph aus Ihrer Niederlage, Ihr Sturz katapultiert ihn an die Spitze, und wenn er ganz oben auf dem Siegertreppchen frohlockt, dann ist es Ihr zuckender Körper, auf dem er herumtrampelt. Ein ausgeprägtes Minderwertigkeitsgefühl macht sich in Ihnen breit, gefolgt von einem ganzen Geschwader von Ängsten, Stigmata, Ungeschicklichkeiten, denen Sie ausgeliefert sind und die Sie in diesem Jammertal festhalten, eine unglückliche, bedürftige Seele, die der Autor dieses Textes soeben aufgespürt hat.

Wonach schreit diese Seele? »Na, nach einer guten Psychoanalyse natürlich!«, rufen diejenigen, die das vorliegende Werk noch nicht kennen und daher die Couch als einzige Alternative zum seelischen Leiden ansehen. Der Autor jedoch weist der bedürftigen Seele einen Weg, den sie bestimmt noch nicht wahrgenommen hat: eine Technik, durch die sie in ungeahnter Weise die Symptome nutzen kann, an die sie sich so verbissen klammert, obwohl sie doch ein echtes Handicap sind! »Handicap« – diesen Ausdruck liebt die bedürftige Seele gar nicht! Doch wenn sie dabei an den Golfsport denkt, erkennt sie sofort, dass das hässliche Wort nichts mit einem Defizit zu tun hat, sondern im Gegenteil eine ganz besondere Qualifikation bezeichnet. Was sagen Sie dazu? Der Moment ist gekommen, die Sache einmal von einem ganz anderen Standpunkt aus zu betrachten.

Ja, die Zeit ist reif für große Veränderungen, und dieses Buch gibt Ihnen endlich die Möglichkeit dazu. Es erspart Ihnen eine kostspielige, langwierige und quälende Psychoanalyse, mit deren Hilfe Sie – wirklich unter riesigem psychischem und finanziellem Aufwand! – einen Sinn in Ihren Problemen erkennen könnten, um mit Nietzsches Worten »der zu werden, der Sie sind«. Überlassen Sie das dem *Anderen*. Statt danach zu streben, sich um jeden Preis besser zu fühlen, arbeiten Sie einfach mit Ihrem eigenen Kapital, nämlich einer wahren Goldgrube an Symptomen: Manche sind schon bestens etabliert, andere bergen ein reiches Potenzial, und wieder andere scheinen außerhalb Ihrer Reichweite zu liegen. Und wenn es Ihnen so vorkommt, als würden Sie diese Symptome nur passiv erleiden, dann deshalb, weil Sie den Bogen noch nicht ganz heraus haben. Wäre es nicht besser, wie ein Kampfsportler auf sie loszugehen und die Energie der tückischen Feinde gegen sie selbst zu werden? Mit dieser Strategie könnten Sie Ihre Symptome in einen blühenden Garten verwandeln, statt sie durch verzwickte Interpretationen aufzulösen – diese würden Sie doch nur wieder in das Labyrinth einer Geschichte sperren, in dem Sie lange genug umhergeirrt sind. Wie viel erregender ist da doch die Vorstellung, dass Sie dieses Potenzial wie die jungen Pflänzchen eines frisch angelegten Gemüsegartens begießen und erleben, wie sie knospen und sich entfalten, um Sie schließlich mit ihren Früchten zu beglücken!

Die Ratschläge des Verfassers werden Sie durch dieses Buch begleiten. Und Sie werden feststellen, dass die Neurose kein unausweichliches Schicksal ist, sondern im Gegenteil kultiviert, modelliert und sorgfältig am Köcheln gehalten werden kann. So können Sie sich nicht nur zum Gärtner, sondern auch zum Bildhauer und Meisterkoch entwickeln. Natürlich wird diese harte Arbeit an Ihrem Seelenleben Ihnen nicht das blühende Aussehen eines Menschen einbringen, der sich den ganzen Tag an der frischen Luft aufhält, aber überlegen Sie doch einmal:

Wer sind denn die unwiderstehlichen romantischen Helden – sind es vielleicht Frohnaturen oder vor Gesundheit strotzende Athleten oder millionenschwere Geschäftsleute mit witzigen Sprüchen? Verlassen die Frauen nicht die Männer, die sie zum Lachen bringen, um denen zu folgen, die sie zu Tränen rühren? Und da der Trend ohnehin zu Grau und Schwarz geht, ob in der Mode, bei der persönlichen Gestimmtheit oder dem allgemeinen gesellschaftlichen Klima, sollten Sie ihn sich zunutze machen: Leben Sie ihn voll aus, verzichten Sie auf rosige Wangen, und Ihr einst so düsteres Geschick wird sich in ein Kunstwerk verwandeln, in einen französischen Garten, in die »Nike von Samothrake«, in ein Seezungenfilet à la Dugléré. Nach Wahl oder à la carte, ganz wie es Ihnen beliebt.

Und wenn Sie dieses Werk positiv nutzen, werden Sie zu Ihrer großen Erleichterung feststellen, wie sich die fragwürdige Aussicht auf eine durch die Psychoanalyse befriedete Existenz verflüchtigt und sich stattdessen die dunklen Wolken einer ausgewachsenen Neurose zusammenballen, die Ihnen das höchste Glück bescheren.

1

Der Verfasser weiß,
wovon er spricht

Kein Mensch ist von Geburt an auf Misserfolg abonniert, kein Mensch ist von Natur aus phobisch, depressiv, zwanghaft oder hypochondrisch, so wie man mit Haaren auf dem Kopf oder einem silbernen Löffel im Mund zur Welt kommt. Nein, diese Veranlagung ist nicht angeboren, sondern man erwirbt sie sich, man erarbeitet sie sich mühsam und stützt sich dabei auf die psychoanalytische Theorie, die Großmeister Freud uns zu Verfügung gestellt hat. Ja, es ist an der Zeit, ihn zu nennen, ihn, der unsere Leitfigur sein wird. Überrascht Sie dieser Hinweis etwa in einem Buch, das so entschieden auf die Entfaltung der Symptome ausgerichtet ist? Doch der Therapie ausweichen heißt ja nicht, dass wir auch die psychoanalytische Theorie außen vorlassen, ganz im Gegenteil! An ihren Ideen, die der Verfasser (wie gewisse bösartige Zeitgenossen zweifellos behaupten werden) auf perfide Weise verdreht hat, kommen Sie nicht vorbei, wenn Sie sich einen Grundschatz an Symptomen zulegen wollen. Die Freudschen Überlegungen zum Masochismus, sein Anprangern des Narzissmus werden Ihnen ebenso ans Herz wachsen wie Ödipus und sein unzertrennlicher Begleiter, der Kastrationskomplex! Nicht zu vergessen die Definition des Symptoms: ein Kompromiss zwischen den Forderungen des Unbewussten und denen des Ichs. Ein Kompromiss! Gibt es denn eine bessere Form, einen Konflikt beizulegen, sei er nun psychisch oder international? Warum sich nicht mit dieser vom gesunden Menschenverstand diktierten Lösung begnügen, warum in die Ferne schweifen? Schon in den ersten Zeilen verspricht Freud uns seine Unterstützung. Und Lacan erst! Wollen Sie sich seine Überlegungen zum von Geburt an fühlbaren Mangel, zur Beschränktkeit des *Subjekts* und zur unerbittlichen Strenge des *Über-Ichs* etwa entgehen lassen, Themen, deren bloßer Wortlaut Sie schon schaudern macht? Gewiss nicht! Dieser ganz theoretische Apparat wird uns eine unschätzbare Hilfe sein bei der Feinarbeit an Ihrem existenziellen Drama, natürlich nicht, um das verknotete Geflecht zu entwirren, in dem Sie sich verstrickt haben – Sie hängen zu sehr daran –, sondern damit Sie endlich den in Ihrem Inneren schlummernden tragischen Helden und sein blühendes Symptom zu Tage fördern können.

Schielen Sie also nicht länger nach dem Glück, wie es auf den Hochglanzseiten so mancher Illustrierten dargestellt wird: Perfekte Paare, zu deren Vervollkommnung die Freudsche Therapie zweifelsohne nicht unmaßgeblich beigetragen hat und die Ihnen nun ihre Ausgeglichenheit ins Gesicht schreien, vollgepumpt mit Kräutersäften, die Zähne strahlend weiß und nach Mentholzahnpasta duftend. Hören Sie auf, Ihre Zukunftsperspektiven an den erfolgsorientierten Lebensplänen dieser von ihren neurotischen Hemmungen befreiten *Anderen* auszurichten: goldene Kindheit voll unbegrenzter Möglichkeiten, schulische Erfolge, Eliteuni, Verbindung mit einem jungen Mädchen aus guter Familie, rotwangige Kinder, erfülltes Sexualleben, anregende gesellschaftliche Kontakte, spielerische Überwindung aller Hürden. Nein, dieses sterile Schicksal ist nichts für Sie. Trotzdem sollten Sie sich nicht beklagen: Sie sind ein wertvollerer Mensch als diese gesichtslosen Stereotypen! Ihnen steht ein anderer, viel aufregenderer Weg offen, der Königsweg der sicheren Vernichtung, die maßgeschneiderte Neurose des Scheiterns, leidenschaftliche Phobie, knallharte Obsession, spektakuläre Somatisierung – eine flexible und variable Symptomatik also, die Sie vor der tristen Banalität der stabilen Gesundheit und des leichten Erfolgs bewahren wird und Sie stattdessen mit dem unbeschreiblichen Hauch des Unglücks umgeben wird. Das ist Ihre Geheimwaffe; und wenn Sie erst einmal gelernt haben, sie richtig einzusetzen, können Sie das Glück damit abschmettern wie mit einem Kruzifix, den möglichen Erfolg wie mit einer Kette aus Knoblauchzehen, und Sie können Ihrem guten Aussehen den endgültigen Todesstoß versetzen, wenn Sie es handhaben wie den Pfahl, der der scheintoten Lucy im Sarg durch das Herz gerammt wird. Bitte sehen Sie dem Verfasser den Gebrauch dieser Metaphern nach, sie wären einer schlechten Verfilmung des, wie man sagt, unsterblichen Werkes von Bram Stoker würdig – aber sind diese Bilder des Erfolgs nicht auch Vampire, die uns aussaugen und dann ausgeblutet liegen lassen?

Doch freuen Sie sich nicht zu früh: Auf dem schmalen Weg, den Sie einschlagen werden, lauert so mancher Fallstrick. Abseits der Autobahnen des Erfolgs folgen Sie gewundenen Pfaden; statt nach Lorbeeren halten Sie nach spitzen Dornen Ausschau, um sich eine wirklich gut sitzende Dornenkrone zu flechten. Wenn Sie sich Ihre ganz eigene Symptomatik stricken wollen, brauchen Sie die Nadeln eines Profis, Sie müssen sich den Faden Ihrer Geschichte selbst zurechtspinnen, Sie brauchen Schnittmuster und Anleitungen. Um es ein für alle Mal klarzustellen: Einen Kreuzweg geht man nicht einfach so, sondern man muss seine Abschnitte so planen, dass sie genau zu den einzelnen Stationen führen. Eine gelungene Geißelung verdankt ihre Wirksamkeit der sorgfältigen Auswahl der Riemen, und erstklassige Asche ist vonnöten, wenn man sie sich richtig wirksam aufs Haupt streuen will.

Es sei gut, der eigenen Linie treu zu bleiben – vorausgesetzt, dass diese Linie eine aufsteigende ist, sagte André Gide und stellte so die moralische Strenge den Grundregeln der Physik gegenüber. Aber wer wollte bestreiten, dass Letztere die einzigen Regeln sind, gegen die jeder Kampf vergeblich ist? Bemühen Sie sich also gar nicht erst, die Naturgesetze außer Kraft zu setzen oder sich der Schwerkraft entgegenzustemmen. Lassen Sie sich vielmehr überzeugen, dass es zwar mühsam ist, zum Kern des Symptoms vorzudringen, der Weg dorthin jedoch (einfach auf Grund seiner Abwärtsneigung) viel leichter zu gehen ist als der zu seiner Auflösung. Nach Jahren der Psychoanalyse könnten Sie

Gides Gebot zweifellos folgen, aber zu welchem Preis? Schon der Gedanke daran lässt Sie erzittern, Sie, der Sie bereits bei einem dreiprozentigen Gefälle vom Fahrrad absteigen und der Sie Ihre Freunde, welche sich mit solcher Begeisterung auf die Couch legen, scherzhaft fragen: »Und? Immer noch in Analyse?«, um sich schon im Voraus an der säuerlichen Miene zu weiden, mit der sie ihre Frage aufnehmen werden. Oder der sich an dem berühmten und entmutigenden Spruch ergötzt: »In einer Analyse sind die ersten zehn Jahre die schwersten.«

Der gute Rat des Experten

Dieses bescheidene Werk soll Ihnen helfen, Ihre Symptome nutzbringend zu verwerten, wenngleich es selbst dem Untergang geweiht ist: Sein Schicksal ist es, eingestampft oder von grausamen Kritiken zerrissen zu werden, sollte es tatsächlich einen Verleger finden, der scharfsinnig genug ist, seinen Wert zu erkennen, und dabei so selbstmörderisch, dass er es veröffentlicht. Sie sehen, der Verfasser kennt die Bedeutung des Satzes: »Es kommt immer noch schlimmer.« Vertrauen Sie ihm also, und erlassen Sie es ihm, seine durch neurotische Selbstzerfleischung aufgezehrte Kunst zu demonstrieren. Sein Buch legt ein beredtes Zeugnis davon ab. Wieder und wieder hat er Freud und Lacan gelesen, um Ihnen diese Mühe zu ersparen (ein weiterer Beweis für seine totale Selbstverleugnung wie auch für seine masochistischen Tendenzen); er musste nun erkennen – und diese Erkenntnis möchte er Ihnen nicht vorenthalten –, dass diese genialen Denker ausgesprochen gefährlich sind, denn sie setzen alles daran, dass der Neurotiker seine Niedergeschlagenheit loswird! Aber was bleibt diesem Unglücklichen denn noch, wenn er sich nicht mehr an seinen Symptomen delektieren kann? Soll er etwa kreativ werden, sich gar selbst verwirklichen? Wie banal! Deshalb wird der Verfasser die analytischen Theorien ausschließlich dafür einsetzen, Ihre Symptome zu nähren; er erspart Ihnen eine Methode, die zwar von Mut zeugt, Sie aber auf die Couch fesselt, wo Sie den verschlungenen Wegen der freien Assoziation ausgeliefert sind und damit die ideale Zielscheibe für die Fantasmen der Analytiker bilden (deren Klientel sich nach der Lektüre dieses Handbuches zweifellos rar machen wird). Mit diesem Verfahren rettet der Autor Sie vor dem Schlimmsten: vor dem besseren Befinden, zu dem die Therapie Ihnen verhelfen könnte. Denn Sie müssen sich klar machen – und dabei wird der Verfasser Ihnen zur Seite stehen – dass die Symptome, von denen Sie glaubten sich befreien zu müssen, das Salz in Ihrer Lebenssuppe sind und dass die von Freud beschriebene »*negative therapeutische Reaktion*«, die den Patienten gegen die Fortschritte der Analyse resistent macht, in Wirklichkeit einfach von einem gesunden Selbsterhaltungstrieb zeugt!

Die Schrecken des kreativen Schaffens

Schon lange befasst der Verfasser sich mit der Freude am Symptom, und würde er den im Vorwort dargelegten Gedanken folgen, dann müsste er sofort die Feder sinken lassen – wäre er nicht von der Sinnlosigkeit seines Vorhabens überzeugt und zöge gerade daraus die Kraft weiterzumachen. Er würde die notwendigen Anstrengungen und Recherchen ja nicht auf sich nehmen, wäre er nicht völlig sicher, dass sein Manuskript entweder direkt im Papierkorb landet oder ihm mit der klassischen Floskel zurückgeschickt wird, die alle Hoffnungen zunichte macht. Aufgeregt erwartet er das von der gefühllosen Hand einer in schwarzes Leder gekleideten Sekretärin getippte (oder vielmehr gehämmerte) Schreiben, auf das er um nichts in der Welt verzichten wollte:

> »Wir haben Ihr Manuskript dankend erhalten. Leider« [an diesem Punkt könnte er die Lektüre abbrechen, aber warum sollte er eine so günstige Gelegenheit zum Leiden ungenutzt verstreichen lassen? »Der Autor hat es nicht besser verdient«, gibt man ihm zu verstehen], »passt es nicht in unser Programm. Sie können das Manuskript innerhalb einer Woche in unserem Sekretariat abholen, danach wird es von uns vernichtet« [als hätten diese Leute es nicht schon mit der ersten Zeile vernichtet!].

Anders gesagt, die Qualen und Verletzungen, denen ein Autor sich durch das Schreiben eines Buches aussetzt, halten ihn nicht von seiner Aufgabe ab. Im Gegenteil, er braucht diesen durch nichts zu ersetzenden Ansporn, und die endlose Fron, die ihn an seinen Tisch knechtet, verschärft seinen Hang zur Selbstkritik, dieser subtilen Form der Selbstquälerei. In seinem dunklen und schlecht geheizten Arbeitszimmer trägt er unter dem Mantel ein Büßerhemd, das aus den unangenehmsten Symptomen aller erdenklichen psychischen Strukturen gewirkt ist: Kein Mensch kann so zwanghaft sein wie er, wenn es um den Feinschliff und die Korrektur seiner Druckfahnen geht – die er nochmals zur Prüfung – und vor allem zur Selbstprüfung! – erhält, niemand kann ihm hinsichtlich seiner Phobie das Wasser reichen, in der er sein Arbeitszimmer als einzig mögliche Zuflucht vor dem ganzen großen Universum auserkoren hat, niemand kann in eine so düstere Depression versinken, wenn sein Manuskript keinen Abnehmer findet, niemand kann sich einer so hochkarätigen Hysterie rühmen, wenn es um die Verteidigung seines Werkes in den Medien geht, dessen Aufnahme er lautstark beklagt (und zwar besonders dann, wenn es begeistert aufgenommen wurde), niemand empfindet sein Versagen so brutal, wenn er die Zeitungen vergeblich nach einer kurzen Meldung zu seinem Werk durchsucht, niemand vermag so unter seinem Über-Ich zu leiden wie er, wenn er eine unbeholfene Satzkonstruktion, eine schwerfällige Wendung, eine unpassende Verwendung eines von ihm selbst eingeführten Begriffs kritisiert, und niemand kann schließlich so paranoid reagieren wie er, wenn er sich ausmalt, welche Stolpersteine ein Verleger ihm bei der Verwirklichung seiner Ambitionen mit geradezu sadistischer Akribie in den Weg legt.

Sollte jedoch der Fall eintreten, dass ein anderer, dem er die Rute in die Hand gedrückt hat, mit der er sich selbst so geschickt geißelt, und den er mit dem klassischen Satz »Sei mal ganz ehrlich und sag mir, was du davon hältst!« nach seiner Meinung gefragt hat, sich äußert, und sollte dieser zum privilegierten Kritiker ausersehene Mensch dabei auch nur die harmloseste negative Bemerkung riskieren, so liegt dem Autor unvermeidlich eine scharfe Bemerkung auf der Zunge und treibt ihm den Wutschaum vor den Mund. Diese Bemerkung zeugt von einem gesunden Selbstverteidigungsreflex, und wenn er auch energisch unterdrückt wird, so erhellt er doch die Gedanken des Autors: »Na gut, wenn du schon so schlau bist, dann schreib du doch mal so ein Buch, würde mich wirklich interessieren, was dabei herauskommt!«

2

Die Reize der
depressiven Verstimmung

Kommen wir also endlich zum Thema, zu unserer ersten
Lektion: Sie brennen bereits vor Ungeduld. Der Verfasser
versteht Sie und hofft, Sie nicht zu enttäuschen (obwohl er
auf Grund seiner natürlichen Veranlagung genau das erwartet).

Sie sind überzeugt, die Symptome der Depression in all
ihren Facetten zu kennen und sie von A bis Z ausgelotet zu
haben, und nun fragen Sie sich natürlich, ob sie überhaupt
noch weiter vervollkommnet werden können. Der graue
Schleier, der sich an manchen Tagen vom ohrenbetäubenden Weckerrasseln an über alles legt, ist Ihnen wohlver-
traut. Bis heute haben Sie ihn einfach hingenommen – doch
vielleicht werden Sie ihn morgen aktiv instand halten können? Dazu brauchen Sie einen Mentor. Auf seinen ersten
Rat können Sie eigentlich fast schon verzichten, denn er
liegt auf der Hand: Mitnichten sollten Sie an einem solchen
Morgen dem Beispiel des *Anderen* folgen und voller Elan
unter die Dusche springen, um sich mit einem »Meeresfri-
sche«-Duschgel einzuseifen und zum Leidwesen der Nach-
barschaft irgendwelche Verdi-Arien schmettern! Nein, die-

se Torheit begehen Sie bestimmt nicht. Ebenso wenig stürzen Sie einen Vitamintrunk herunter, bei dem nur Ihr Magen rebellieren würde, oder nehmen den Lotussitz ein – was Ihnen der Zustand Ihrer Lendenwirbel ohnehin nicht erlaubt.

Auch der zweite Rat ist im Grunde überflüssig, so logisch ergibt er sich aus dem ersten: Auf keinen Fall dürfen Sie der für dieses fahle Morgengrauen so charakteristischen Lethargie ein verfrühtes Ende setzen. Daher kriechen Sie nach Möglichkeit so aus dem Bett, dass Ihr linker Fuß als erster den Boden berührt. Nun gehen Sie sofort ins Bad und schalten alle Lampen ein, um vor dem Spiegel das Ausmaß der Katastrophe zu begutachten. Und noch etwas: Inspizieren Sie das verdächtig rote Pünktchen, das Ihre Nasenspitze ziert (sehen Sie nur genau hin, dann werden Sie es schon finden), und malen Sie sich aus, wie es sich verändert: Wenn Sie sich richtig anstrengen, wird es bis zum Abend zu einem Furunkel heranreifen. Sie können den Tag also damit verbringen, in jeden Spiegel zu schauen oder darauf zu lauern, dass Ihre Kollegen dieses Geschwür auf Ihrer Nase verstohlen mustern und Ihnen damit genauer als jeder Spiegel zeigen, wie weit das Desaster schon fortgeschritten ist.

Schon wieder ein Fehlkauf, werden Sie sagen, Sie hätten dieses Buch lieber im Buchladen durchblättern sollen oder – viel aufregender – Sie hätten es stehlen sollen und darauf warten, am Ausgang die schwere Hand des Ladendetektivs auf Ihrer Schulter zu spüren. Mit dem falschen Fuß aufstehen, einen Furunkel mitten im Gesicht – mehr hat der Verfasser uns beim Anrühren unserer Elendssuppe nicht zu bieten? Bitte fühlen Sie sich nicht gleich betrogen, haben Sie ein wenig Geduld: Für den *Anderen* wären diese Katastrophen tatsächlich Kleinigkeiten; mit seinem Optimismus und einer Wundersalbe würde er diesen kleinen Unannehmlichkeiten schon beikommen; auf irgendeiner Couch würde er in aller Seelenruhe darüber nachdenken, wie wichtig das wirklich ist, und würde sich selbst liebevoll zureden, den Kopf nicht hängen zu lassen, und sich wieder auf den Weg machen! Aber für Sie! Für Sie, der Sie diese beiden Ursprungskoordinaten richtig zu nutzen wissen, für Sie, denen daran liegt, die Ereignisse in Ihren Krisentag einzugliedern und ihren eigentlichen Sinn herauszuarbeiten – welch ein Glücksfall ist so etwas für Sie! Überlegen Sie doch einmal, welchen Gewinn Sie aus den zahlreichen Missgeschicken ziehen könnten, die Ihnen der Alltag beschert: den Bus verpasst, auf einer Bananenschale ausgerutscht – weil Sie mit dem linken Fuß aufgestanden sind; ein wichtiges Treffen vermasselt, ein Lachen hinter Ihrem Rücken – weil Sie einen Furunkel haben!

Und wenn diese Ausführungen Sie immer noch nicht überzeugt haben, dann wissen Sie jetzt zumindest genau, dass dieses Buch eine Fehlinvestition war, und schon sind Sie wieder einen Schritt weiter auf dem Weg zu einem anständigen depressiven Symptom.

Salzfreie Kost

Sie lesen weiter? Sie haben Recht, wirklich absolut Recht, denn dieses Buch kostet nicht einmal halb so viel wie die Erstkonsultation bei einem angesagten Arzt. Und damit ein dritter Rat: Halten Sie sich nicht sklavisch an die obigen Beispiele, kleben Sie nicht am Lernstoff, sondern gehen Sie das Ganze locker an, stehen Sie zur freien Entfaltung Ihrer Kreativität. Als Ausgangspunkt mag Ihnen eine schwarze Katze, ein Warntraum, ein blinkendes Neonsignal völlig ausreichen, während ein beginnendes Gerstenkorn, ein Anflug von einem Hexenschuss oder irgendein anderes körperliches Anzeichen sich hervorragend für die Fortsetzung eignen. Nun müssen Sie nur noch den dritten Punkt finden, die Spitze des Dreiecks, um den katastrophalen Höhepunkt eines missglückten Tages herbeizuführen.

Vergessen Sie nie, dass eine gelungene Depression in der Einsamkeit kultiviert wird. Die oben beschriebene Strategie führt ganz automatisch dazu, dass Sie die Einladung zu dem verheißungsvollen Abendessen ausschlagen, das das Wochenende so hübsch akzentuieren sollte, denn mit einer derartigen Glühlampe mitten auf der Nase können Sie logischerweise nicht teilnehmen. Sie haben sich Ihren Imbiss für einen Fernsehabend redlich verdient. Entscheiden Sie sich für ein farbloses Essen: Selleriesauce, Hörnchennudeln, Joghurt (Natur), alles mit einem ordentlichen Glas Milch heruntergespült. Zappen Sie bewusst, überspringen

Sie die heiteren Komödien und Zeichentrickfilme (das versteht sich von selbst), und halten Sie sich lieber an einen Kulturkanal. Da das einschlägige Angebot auf audiovisuellem Gebiet in unseren Breiten sehr beschränkt ist, landen Sie früher oder später bei Arte, das sich bei seinen Samstagabendsendungen auf die Jahre 1940 bis 1945 konzentriert. Mit etwas Glück können Sie Ihre lauwarmen Nudeln zwischen zwei Schluchzern genießen, während Sie mit starrem Blick einen Dokumentarfilm verfolgen, der die Befreiung der Konzentrationslager durch die amerikanische Armee zeigt. Entsetzt verzichten Sie auf den Joghurt. Entrüstet durch Ihre optimistische Sicht auf die Menschheit, können Sie sich jetzt gemütlich ins Bett verziehen und sich richtig ausweinen; Sie wissen, dass Ihr Schicksal dem der Nazi-Opfer in nichts nachsteht. Und so neigt sich ein gelungener Tag dem Ende zu.

Noch einmal: Sie brauchen dem Beispiel nicht sklavisch zu folgen, vielmehr gibt es unzählige Möglichkeiten, vorausgesetzt, Sie nutzen sie, um ein möglichst unbefriedigendes Leben zu führen, das sich dem eines Anachoreten weitestgehend annähert. Aber Rückzug von der Welt bedeutet nicht Selbstentwertung, im Gegenteil, Sie ahnen schon, dass »Einsamkeit« sich eher auf »Selbstmitleid« reimen würde. Diese tränengeschwängerte Isolation ist auch ein Katalysator für den Narzissmus: Man liebt sich, wenn man weint! Wann je ist man sich selbst so nahe, wie wenn man sich selbst umarmt, wenn man durch seine eigenen Bewegungen gewiegt wird und – äußerstenfalls – von seinem eigenen Mund geküsst wird! Alles Vorangegangene hatte jedenfalls nur ein Ziel: Es sollte Ihnen zu der Gewissheit verhelfen, dass es einen Menschen gibt, der immer und überall in unverbrüchlicher Treue zu Ihnen steht, der Ihnen all Ihre Schwächen verzeiht, der Sie in der Überzeugung bestärkt, dass die Welt um Sie herum einfach bösartig ist und dass auch ein unglücklich platzierter Furunkel Ihre Verführungskraft nicht mindern kann. Dieses liebe treue Wesen, das sind Sie selbst. Wollen Sie also wirklich zusehen, wie ein oberlehrerhafter Analytiker Sie um diese Gewissheit bringt oder Sie in Ihrer tiefen Überzeugung erschüttert, die ganze Welt sei von üblen Gestalten bevölkert, indem er Ihnen Sätze an den Kopf wirft, wie: »Was ist dein Anteil an den Störungen, über die du dich beklagst?« Nein, wirklich nicht. Neurotisch vielleicht, aber doch nicht verrückt!

Wecken Sie den Narziss in sich

Mit zerzaustem Haar und im Bewusstsein des Charmes, der von Ihrer gequälten Miene ausgeht, lehnen Sie die Stirn grübelnd ans Fenster und betrachten die Lichter der Stadt unter dem drückenden schwarzen Himmelszelt. Die schlafende Stadt, über der Ihre Melancholie schwebt, diese Metropole, in der Sie keine Freunde haben, diese zerstörerische Maschinerie, dieses seelenmordende Instrumentarium – all das gehört Ihnen, all das ist Ihr Reich.

Für den Moment jedoch reißen Sie sich von dieser morbiden Litanei los, denn in Ihren Bücherregalen erwartet Sie eine Aufgabe. Wie versprochen wird der Verfasser Ihnen helfen, Ihren Freud richtig zu lesen, jenen Mann, der die Philosophieseminare Ihrer jungen Jahre belebt hat, indem er die nüchternen Bestände der Universitätsbibliothek durch so erregende Titel wie *Drei Abhandlungen zur Sexualtheorie, Fetischismus* oder *Einige psychische Folgen des anatomischen Geschlechtsunterschieds* bereicherte. Wie enttäuscht waren Sie doch damals, als Sie das eine oder andere Kapitel begierig durchblätterten und nichts fanden, was Ihre Libido auch nur im Geringsten hätte stimulieren können, eher im Gegenteil. Aber lassen wir das – wie viele andere Reichtümer verbergen sich nicht in dieser Literatur!

Welcher Freudsche Begriff bringt diese wollüstige und vom Verfasser wärmstens empfohlene Rückzugshaltung am besten auf den Punkt? Sie haben es schon erraten, bevor er dem Vater der Psychoanalyse aus der Feder quillt. Wer hat Ihnen das zugeraunt? Der schöne Jüngling, der aus Liebe zum eigenen Spiegelbild in einem See untertaucht, mit seinem Körper einer griechischen Statue, der geraden Nase, die von keinem unangenehmen Pickel verunstaltet wird. Narziss ist es, und Freud zeigt uns seinen Doppelgänger, der in jedem von uns wohnt.

Mit welchem Zitat können wir unsere Hypothesen untermauern? Zunächst einmal ist der Narzissmus »*ein Verhalten, bei welchem ein Individuum den eigenen Leib in ähnlicher Weise behandelt wie sonst den eines Sexualobjekts, ihn also mit sexuellem Wohlgefallen beschaut, streichelt, liebkost«*. Nun, um jedem Missverständnis vorzubauen, erweitern wir den Freudschen Sexualbegriff und beugen so einer häufig auftretenden Verwirrung vor; wer sich auch nur am Rande mit psychoanalytischen Theorien beschäftigt hat, weiß, dass man diesen Begriff sehr weit fassen muss, um nicht in Teufels Küche zu kommen. Auf jeden Fall kann man nicht völlig auf ihn verzichten, glaubt man dem berühmten Spruch: »Die Letzten werden die Ersten sein!« Die Sexualität im weiteren Sinne umfasst unvermeidlich auch die Sexualität im engeren Sinne. Wenn man sich also am Samstagabend allein auf dem Sofa einkuschelt, wäre das ein ferner Abglanz der dionysischen Ausgelassenheit, der sich die meisten Paare an diesem Abend hingeben. Was für eine Energieersparnis! Das Vorspiel ist ebenso überflüssig wie eine raffinierte Verführungsstrategie, unwiderstehliche Blicke, Nächte in angesagten Discos, Besuche in überteuerten Restaurants – dank dieser Kurzversion sind Sie davon befreit. Was schwingt in dem Wort »befreien« nicht alles mit! Denken Sie nur an die Befreiung vom Turnunterricht zurück, die Ihnen wie den anderen Sportnieten die allwöchentliche Tortur ersparte: Ringe, Kletterseile, Medizinball. Hinsichtlich des Energiesparens stimmen Sie mir sicher zu, aber ist es das wert, dass ihm ein gewisses Maß an Normalität geopfert wird? Lesen wir Freud, der uns in diesem Punkt beruhigt:

»(...) endlich lag die Vermutung nahe, dass eine als Narzissmus zu bezeichnende Unterbringung der Libi-

29

*do in viel weiterem Umfang in Betracht kommen und
eine Stelle in der regulären Sexualentwicklung des
Menschen beanspruchen könnte.«*

»*Regulär*«, ja, Sie haben ganz richtig gelesen! Sie können
also beruhigt sein. Nichts Krankhaftes, sondern schlicht *regulär*. Mit dem Attribut *regular* belegen die Angelsachsen
Coca-Cola oder Zahnpasta: *regular* steht einfach für klassisch. Kein Mensch stellt doch das Schöne, das klassisch
Reine ernsthaft in Frage. Sicher haben Sie erkannt, wie
Freud den Ausdruck *beanspruchen* in Bezug auf den Narzissmus gebraucht. Verfolgen diese Seiten hier denn nicht
auch das Ziel, dieser Form der Libido den ihr rechtmäßig
zustehenden Ehrenplatz wieder einzuräumen? Und sollte
sich Ihnen immer noch kein Seufzer der Erleichterung entringen, wenn Sie daran denken, die Forderungen Ihres Narzissmus zu befriedigen, dann lesen Sie bitte weiter:

»*Narzissmus in diesem Sinne wäre keine Perversion*
[da haben Sie gerade noch mal Glück gehabt], *sondern
die libidinöse Ergänzung zum Egoismus des Selbsterhaltungstriebes, von dem jedem Lebewesen mit Recht
ein Stück zugeschrieben wird.*«

In diesem Absatz hat Sie sicher ein Wort stutzig gemacht,
aber Sie werden sofort erkannt haben, dass kein Mensch Ihnen »*Egoismus*« unterstellen würde – es geht um den Egoismus des Triebes, nicht um den Ihren –, und Sie wissen jetzt

auch, dass Sie »*mit Recht*«, also in aller Ruhe, diesem bei Ihnen so häufig auftretenden Verhalten frönen können; es entspricht einem Universalgesetz, dem sich »*jedes Lebewesen*« unterwirft. Sie werden den Lauf der Welt also ganz bestimmt nicht ändern. (Lassen wir hier den einschränkenden Begriff »*ein Stück*« einmal beiseite. Schließlich darf jeder sich von dem Kuchen der Selbsterhaltung abschneiden, was er begehrt, und Sie können sich ja selbst davon überzeugen, dass die Völlerei im Beichtspiegel als lässliche Sünde gilt).

Kommen wir also auf den Text zurück, schicken wir uns an, dem Meister, der bereits mit großen Schritten weiterstürmt, (nach unserer Façon) zu folgen. Laut Freud ist der Narzissmus typisch für »*die ursprüngliche Libidobesetzung des Ichs*«, mit der das Kind in die Welt eintritt. Es hat keine andere Wahl, es geht um Leben und Tod. Der Narzissmus ist also die unerschütterliche Selbstliebe, der wir es zu verdanken haben, wenn wir Unglücksfälle, Kritik, die Wechselfälle des Lebens oder störende Pickel ertragen können. In diesem Fall ist es unverständlich, wieso ein selbstverantwortlicher Erwachsener sich diese Libidobesetzung des Ichs nicht gönnen sollte, die ein kaum geborenes Kind ganz legitim beanspruchen darf – das wäre doch wohl die Höhe! Nutzen wir die Gelegenheit, und schreien wir es laut heraus, dass dieser Kult des Kindes als König mit all seinen schrecklichen Folgen für die Erziehung endlich aufhören muss! Für uns, die Erben der Französischen Revolution, ist die Abschaffung der Adelsprivilegien ein Erfolg, hinter den wir unter keinen Umständen zurückfallen dürfen. Das bedeutet, dass wir dieselben Vorteile genießen dürfen wie unsere kleinen Herrscher. Schämen wir uns also nicht, sondern besetzen wir unser Ich libidinös, ganz demokratisch, ob Erwachsener oder Kind, ob oben oder unten in der sozialen Rangordnung.

Nach dieser Bemerkung zum Seelenleben des Kindes fährt Freud fort:

>> *Wir bilden so die Vorstellung einer ursprünglichen Libidobesetzung des Ichs, von der später an die Objekte abgegeben wird* [nur nichts überstürzen], *die aber, im Grunde genommen, verbleibt und sich zu den Objektbesetzungen verhält wie der Körper eines Protoplasmatierchens zu den von ihm ausgeschickten Pseudopodien.*<<

>> *Ursprünglich* << – kann man es besser ausdrücken? In einer Zeit der verwässerten Werte muss man doch die Rückkehr zu den Ursprüngen feiern, von denen wir uns, in das Gewand der Oberflächlichkeit gehüllt, so weit entfernt haben. Natürlich wird es Ihnen trotz der Berufung auf die Ursprünge nicht leicht fallen, sich als >> *Protoplasmatierchen* << zu sehen. Dieser Vergleich könnte eine narzisstische Kränkung bewirken. Andererseits beschreibt Freuds Bild vom >> *Pseudopodium* << doch haargenau, wie ihr Arm unter der Kuscheldecke hervorkommt, in deren Geborgenheit Sie vor dem Fernseher Ihren Gedanken nachhängen, und sich auf das Tablett mit dem Imbiss zubewegt, um nach dem Glas mit dem unappetitlichen Milchrest zu greifen und sich so-

fort wieder unter die schützende Decke zurückzuziehen. Freud hat diese Geste abgesegnet und sie sogar als »*grundlegend*« für seine Theorie eingestuft. Sie brauchen sich also wirklich keine Sorgen zu machen: Ihr Ich bewegt sich genauso im Normbereich wie Ihre Libido.

Inzwischen haben Sie sicherlich erkannt, dass das Kultivieren der Einsamkeit mit allen Ihnen zur Verfügung stehenden Mitteln jenen für Leben und Selbstwertgefühl des Kindes so bedeutenden primären Narzissmus prächtig gedeihen lässt. Müssen Sie das von Freud als »*Ichideal*« bezeichnete nächste Stadium der seelischen Entwicklung also wirklich erreichen? Hören Sie, was er dazu sagt:

»*Diesem Ichideal gilt nun die Selbstliebe, welche in der Kindheit das wirkliche Ich genoss. Der Narzissmus erscheint auf dieses neue ideale Ich verschoben, welches sich wie das infantile im Besitz aller wertvollen Vollkommenheiten befindet ... Was [der Erwachsene] als sein Ideal vor sich hin projiziert, ist der Ersatz für den verlorenen Narzissmus seiner Kindheit.*«

Der Verfasser dagegen hält es mit der vom gesunden Menschenverstand geprägten Redensart: »Das Bessere ist der Feind des Guten«. Muss man sich denn wirklich an einem hypothetischen Ideal orientieren, einem *Ersatz* noch dazu, wo wir doch wissen, dass es auf dieser Welt nichts Vollkommenes gibt und dass schon der Begriff eine Falle ist, in die kein ernst zu nehmender Erwachsener tappen sollte? Wir haben es durchschaut – zum Teufel mit dem Ideal! Der Weise wird sich an dieses kindliche Ich halten und seine Libido auch weiter an diesem vernünftigen »*wirklichen Ich*« orientieren, das in seiner zutiefst menschlichen und damit so rührenden Unvollkommenheit als Quell der Befriedigung völlig ausreicht.

Über die bisher erörterten Situationen hinaus und mit Freud als unserem wissenschaftlichen Gewährsmann – dessen Äußerungen wir nach Ansicht einiger Leute vielleicht nicht ganz korrekt interpretiert haben –, ziehen wir kraft unseres Vorstellungsvermögens weitere Schlüsse und stellen neue Zusammenhänge her, um diesen verlorenen Narzissmus der Kindheit, den Sie jetzt so schmerzlich vermissen, wieder aufzubauen, so dass Sie sich, nun ohne jede Scham, gemütlich darin einrichten können. Und davon wird Sie auch keiner dieser Spielverderber abbringen, die auf ihrem Sessel am Kopfende der Couch hocken, während Sie sich der freien Assoziation hingeben sollen!

Selbstzerfleischung durch Musik

Um sich einsam zu fühlen, braucht man nicht allein zu sein; das oben angeführte Muster tritt in unzähligen Varianten auf. Zu berücksichtigen sind dabei auch andere Situationen, in denen Menschenmenge und Einsamkeit eine harmonische Einheit bilden. Ein besonders einleuchtendes Beispiel ist das Auto.

Das Auto kann sich als Vehikel der Wahl entpuppen, wenn Sie Ihre Depression in einen sicheren Hafen bringen wollen; in diesem Glashaus können die Kulturen gut gedeihen. Sie sitzen in Ihrer geschützten Kabine und sind doch von der Welt und ihrem vibrierenden Aktionismus umfangen, deren auf den Chrom Ihrer Stoßstangen projizierte Sinnlosigkeit Ihnen ins Auge springt und zu bitteren Feststellungen einlädt. Vergessen Sie zunächst einmal das merkwürdige Phänomen, das sich in zwei völlig entgegengesetzten Wahrnehmungsarten äußert, je nachdem, ob Sie am Steuer sitzen oder zu Fuß gehen.

Nun gut, wenn Sie darauf bestehen, beschäftigen wir uns damit: Ohne Ihre Rüstung aus Chrom und Stahl sind Sie der unnachsichtige Fußgänger, der beim Überqueren den Regenschirm schwingt wie der Ritter seine Lanze oder der wütend auf den Zebrastreifen deutet, wenn ein Fahrer rücksichtslos weiterfährt. Hinter dem Lenkrad jedoch werden Sie zum Gesetzlosen, der sich an Regentagen unbeschwert den Weg bahnt und sich das Lachen verbeißen muss, wenn er das Geschrei der vollgespritzten Passanten hört, dieser Egozentriker, denen Ihr Termindruck doch völlig egal ist. Man kann sich kaum vorstellen, dass in einer Brust zwei so unterschiedliche Seelen wohnen: Die eine identifiziert sich mit dem Über-Ich, die andere verhöhnt es. Und doch haben Sie hier die einzigartige Gelegenheit zu begreifen, was Freud unter Persönlichkeitsspaltung versteht.

Nun aber zurück zum Thema, denn schließlich wollen wir hier ja nicht einer Spaltung des Ich das Wort reden, sondern uns wieder sammeln und uns darauf konzentrieren, wie wir das Auto optimal nutzen können, um eine depressive Verstimmung zu voller Blüte zu bringen. Verzeihen Sie dem Verfasser die Banalität seiner Metapher: Im Auto haben Ihre Gedanken freie Fahrt, und diesen Umstand sollten Sie sich zunutze machen. Für eine handfeste Depression schafft der Stadtrand geradezu ideale Bedingungen, und sei es nur wegen der Reklametafeln. Auf ihnen stellt der *Andere* sich zur Schau. Ob wohlgerundet, muskulös, lächelnd oder in Designerkleidung – an jeder Straßenecke ruft er oder sie quälende Erinnerungen wach. Lassen Sie es sich nicht nehmen, Ihre diesbezüglichen Überlegungen laut auszusprechen, niemand kann Sie verraten. Sollte schlimmstenfalls doch einmal ein indiskreter Nebenmann Ihren verzerrten Mund bemerken, so wird er Ihre Abrechnung mit einem unsichtbaren Gesprächspartner auf die Freisprechanlage Ihres Handys zurückführen. Ihre Kommentare können die Hässlichkeit Ihrer Zeitgenossen brandmarken, Sie können eine scheußliche und frauenfeindliche Mode anprangern oder die Arroganz der jungen Motorradfahrer geißeln – die Liste der Möglichkeiten ist unbegrenzt. Dank dieser Übung werden sich die grämlichen Falten in Ihren Mundwinkeln und zwischen den Augenbrauen noch um den einen oder anderen Zentimeter vertiefen.

Alternativ zu diesem Schmerztonikum können Sie Ihr Autoradio als raffiniertes Werkzeug der Seelenfolter einsetzen. Der Innenraum eignet sich ja ganz besonders als Tonstudio, und durch die Musik, besonders das Chanson, können Sie sich leicht in nostalgische Stimmung versetzen. Warum das so ist? Das wird Ihnen der Verfasser gern erklären.

Schon vor Ihrem Eintritt in dieses Jammertal begannen Sie, die Geräusche der Umwelt wahrzunehmen, sobald Ihre Sinnesorgane sich *in utero* entsprechend entwickelt hatten. Das hat die Haptonomie gezeigt, die Wissenschaft, die sich unter anderem mit der Entfaltung des Fötus befasst. Sie nahmen die aus Lärm und Worten bestehenden Geräusche wie eine Melodie wahr. Der Fötus, der Sie einst waren und dessen Haltung Sie unter der Decke finden möchten, unter der nur hin und wieder eines Ihrer Pseudopodien auftaucht, dieses kleine unvollendete Wesen, an das Sie sehnsuchtsvoll zurückdenken, schwamm nicht nur im Fruchtwasser, sondern auch in einer Welt aus Musik. Es spielte zwar ein recht bescheidenes Orchester, das gerade einmal das sich entwickelnde Ohr mit Kammermusik für Kinder erfreuen konnte, bot aber immerhin drei Parts auf: den rhythmischen, an das mütterliche Herz gekoppelten fötalen Herzschlag, dazu – vom Solistenherz zum Herzenschor – die Melodie Ihrer lieben Mama, deren Stimme über der väterlichen Basslinie erklang. Von diesen Klängen wurden sie gewiegt, während Sie doch glaubten, Sie seien in einer schallisolierten Hülle herangereift. Die Geräusche des Lebens, die Liebesworte, die familiären Dramen und Glücksmomente – all das haben Sie als Musik wahrgenommen.[1]

---

1 Siehe dazu auch: Philippe Grimbert: *Psychoanalyse de la chanson* [Die psychoanalytischen Aspekte des Chansons]

Dann kam das, was Otto Rank (ein Kollege von Freud, ebenfalls Optimist) das *Geburtstrauma* genannt hat. Kann es da noch verwundern, dass Ihr Leben zwangsläufig unter einem schlechten Stern steht? Glücklicherweise hat die Musik den Schock abgemildert; das oben beschriebene Playback – Rhythmus, Basslinie, Melodie – wurde überlagert von den Wörtern mit ihrem Rattenschwanz von Bedeutungen, und mit Musik betraten Sie die Welt der Sprache. Aber auch nach Ihrer Austreibung (so lautet der Fachterminus, der Verfasser kann nichts dafür) aus dem Mutterleib hat die Musik Ihnen gute Dienste geleistet. Denken Sie an die Wiegenlieder, die dem köstlichen Moment vorausgingen, wenn Sie in weichen Armen entschlummerten, oder auch nur an die »Babysprache«, diesen Singsang, in den die Erwachsenen instinktiv verfallen, wenn sie sich an die Allerkleinsten wenden. Denken Sie an die Abzählreime, an die Kinderlieder, die Sie durch das Paradies Ihrer frühen Kindheit begleitet haben, denken Sie daran, wie Sie Gesten und Wörter gelernt haben, denken Sie an die Momente reinen Glücks, die Sie mit den Gleichaltrigen auf dem Spielplatz geteilt haben, und Sie werden feststellen, dass diese musikalische Untermalung die ersten Lebensjahre über allgegenwärtig war. Und so erklärt sich, dass die verführerische Wirkung, aber auch die Beschwörungskraft der Musik vollständig erhalten geblieben ist, und Sie verstehen, warum Sie bis heute so sensibel darauf reagieren.

Weshalb aber sollten Sie auf ein Instrument verzichten, dessen erschreckende Wirksamkeit Sie ja nun kennen? Begeben wir uns also vom Klangraum des mütterlichen Uterus direkt in das kuschelige Nest, das Ihr Auto darstellt, und schalten wir das Autoradio oder den Kassettenrekorder ein, ganz wie Sie wollen.

Sie haben sich für das Radio entschieden: Wir arbeiten uns von Station zu Station vor, wobei wir sehr wohl den in den »Stationen« enthaltenen Anklang an den Kreuzweg im Kopf haben; schnell lassen wir die Comedysendungen, humoristischen Sketche, das Überangebot an lustigen Geschichten hinter uns, die uns dem angestrebten Ziel natürlich keinen Schritt näher bringen. Selbstverständlich können Sie immer zur vollen Stunde bei den Nachrichten jedes beliebigen Senders verweilen. Hier finden Sie reichlich Bestätigung für Ihre Überzeugung, dass die Erschaffung dieser Welt eine ausgesprochen schlechte Idee des Schöpfers war und dass er seinen Irrtum so schnell wie möglich erkennen sollte. Sollte er sich nicht in absehbarer Zeit dazu bereit finden, so übernehmen Sie die Aufgabe, mit allen Fasern Ihres Herzens den Weltuntergang herbeizuwünschen, wie er in der Offenbarung des Johannes beschrieben wird. Wenn aber gerade keine Nachrichten kommen, wählen Sie einen Klassiksender und geben sich ohne Ablenkung durch das gesprochene Wort seiner anregenden Wirkung auf die Tränendrüsen hin. Als kluge Wahl erscheinen uns die *Kindertotenlieder* von Gustav Mahler, gesungen von Kathleen Ferrier mit ihrer unbeschreiblichen Stimme, oder aber das Adagietto aus seiner fünften Symphonie; unweigerlich ruft es uns die Szene in Luchino Viscontis Film

Tod in Venedig in Erinnerung, als der alternde Dirk Bogarde in der von einer mysteriösen Seuche heimgesuchten Dogenstadt für immer Jugend und Schönheit entsagt. Bleiben wir jedoch bei den *Kindertotenliedern*: Vor Ihren Augen ziehen die grauen Bauten heruntergekommener Vorstädte vorüber wie in den Filmen von Jean-Luc Godard, und dazu evoziert die Altstimme der schönen und viel zu früh verstorbenen Kathleen Ferrier – die ihrem gequälten Körper mit höchstem Einsatz noch diesen Gesang abringt, vergessen Sie das nicht – das Schicksal des vom Tod getroffenen unschuldigen Kindes. Wann je werden Sie eine bessere Gelegenheit finden, Ihre Tränen mit gutem Grund zu vergießen? Welcher Genuss wäre mit diesem zu vergleichen? Ein rascher Blick in den Rückspiegel, allerdings, ohne dass Sie die elementarsten Verkehrsregeln missachten, wird Ihnen den Glanz in Ihren tränenfeuchten Augen zeigen, vor allem, wenn Sie sie nicht übereilt abtupfen.

Sie bevorzugen den Kassettenrekorder? Auch er bietet hervorragende Möglichkeiten. Wenn Sie sich für das Chanson entscheiden, sind die Standardtitel die erste Wahl: *Ne me quitte pas* wirkt immer, vor allem, wenn Sie Ihre unglücklichen Liebesgeschichten Revue passieren lassen (haben Sie etwa jemals glückliche erlebt?) und sich die tragische Gestalt von Jacques Brel vorstellen, der sich über das Mikrofon neigt wie ein verwundeter Baum. »Der Schatten deines Schattens, der Schatten deines Hundes« – dieser Satz wird ganz bestimmt seinem Ruf gerecht, wahre Tränenströme auszulösen. Der Verfasser erlaubt sich, Ihnen das Chanson *Avec le temps* des zu früh dahingegangenen, silbermähnigen Léo Ferré ans Herz zu legen; zweifellos wird es Sie daran erinnern, dass auch Sie nicht mehr zu den Jüngsten gehören – auch wenn Sie die Libido Ihrem Narzissmus unterwerfen – und dass Sie die »Worte der armen Leute« wie »Komm heute Abend nicht so spät nach Hause« oder »Du wirst dich noch erkälten« sehr oft an einen geliebten Menschen gerichtet haben, von dem Sie seit ewigen Zeiten nichts gehört haben. Und dann wäre da noch der Klassiker – *Feuilles mortes*, Paradebeispiel einer Sehnsucht, auf dessen Vorzüge ich hier wohl nicht weiter eingehen muss: Wenn er Préverts und Kosmas Meisterwerk gehört hat, wird das Bild des Straßenkehrers, der *Die toten Blätter* mit einer würdevollen Geste zusammenfegt, selbst den hartgesottensten Zuhörer zum Taschentuch greifen lassen.

Diese Auswahl besticht durch ihre Eindeutigkeit, um nicht zu sagen, Banalität; zweifellos werden Sie unter den Tausenden oder besser Millionen Titeln der Musikindustrie originellere finden, die Ihrer aktuellen (Grabes)Stimmung entsprechen. Die Bedeutung des Chansons für Ihre Psyche ist Ihnen nicht mehr fremd, Sie nutzen es wie Jourdain die Sprache und werden es von nun an Gewinn bringend verwerten.

Das Leben ist ein (missglücktes) Fest

Auch ohne große Erklärungen verstehen Sie, dass Sie niemals eine Einladung zu einem Fest ablehnen dürfen, auf dem kulinarische Genüsse und angenehme Begegnungen zu erwarten sind. Natürlich nicht, wie sich von selbst versteht, um sich an köstlichen Gerichten zu laben und neue Bekanntschaften zu schließen, sondern im Gegenteil, um den Abgrund auszuloten, der Sie von diesen lächerlich herausgeputzten Genussmenschen trennt, die dort völlig gedankenlos auf dem Vulkan tanzen. Der Anblick der zu Ihren Ehren angerichteten köstlichen Speisen löst bei Ihnen Übelkeit aus, wenn Sie sich diese Obszönität deutlich machen (das Fernsehprogramm vom Samstagabend steht Ihnen noch vor Augen), und der Anblick dieser Fresssäcke, die vor dem Büfett herumtanzen (im wörtlichen Sinne, wohlgemerkt) weckt den vorübergehend eingenickten Moralapostel in Ihnen. Nun müssen Sie nur noch eine indignierte Miene aufsetzen, und jegliche Anwandlung, sich der Tafel voll Köstlichkeiten zu nähern, im Keim ersticken – selbst wenn Sie nur hingingen, um sich ein Stück trockenes Brot zu nehmen.

Die Begegnungen wiederum werden zunächst einmal nach Gewinn und Verlust sortiert. Was verbindet Sie denn mit diesen geradezu monströs lässigen Gestalten, die sich, in einer Hand die Zigarette, in der anderen das Canapé, mit eingefrorenem Lächeln ultimative Aussagen über den neu-

esten Trendfilm oder den diesjährigen Prix Goncourt zuwerfen? Hätten Sie den geringsten Erfolg beim Versuch, ihr
Gewissen wachzurütteln, indem Sie die verdienstvolle Rolle des Totenschädels in einer Vanitas-Allegorie übernäh-
men, wie auf jenen Bildern, wo sich irgendwo die grinsen-
de Maske des nahenden Todes verbirgt? Ganz gewiss nicht;
diese von ihren Privilegien überzeugten Lebemenschen
würden Ihren Äußerungen zur Veredelung der Dritten Welt,
über die Konsequenzen der ökonomischen Globalsierung
oder über Ihre gesundheitlichen Probleme – ein Thema von
wahrhaft allgemeinem Interesse – nicht die geringste Aufmerksamkeit schenken. Arrogant, wie sie nun einmal sind,
könnten diese Trottel Sie womöglich als Spielverderber ansehen! Vergeuden Sie also nicht Ihre Energie, sondern konzentrieren Sie sich auf ein Thema, das es wert ist: Sie selbst
beispielsweise. Nehmen Sie eine hoheitsvolle und tragische
Pose ein, um jeden abzuschrecken, der es erwägt, Sie anzu-
sprechen, ziehen Sie sich auf den Posten des außenstehen-
den Beobachters zurück, schützen Sie einen Termin am
nächsten Morgen vor oder auch eine Migräne – um diese
Zeit keine Ausrede mehr, sondern schmerzhafte Realität –
und verschwinden Sie so schnell wie möglich: Sie, der Sie
der strahlende Mittelpunkt der Party hätten sein können,
finden sich nun in der bestmöglichen Gesellschaft, nämlich
Ihrer eigenen. Und auf diese Weise haben Sie einen rundum
erfreulichen Abend verlebt.

Verpasste Gelegenheiten und teure Verblichene

Ein weiteres nicht zu unterschätzendes Element beim Herausdestillieren Ihres depressiven Zustands ist das Zusammenspiel von kleinen Missgeschicken und großen Trauerfällen.

Dabei ist es nicht einmal nötig, dass Sie die tatsächlichen traumatischen Erfahrungen, mit denen das Leben Sie so reich beschenkt hat, noch einmal durchleben. Wenn es Ihnen Freude macht, führen Sie doch einfach Buch über Ihr Scheitern beim Abitur oder bei der Fahrprüfung, und so erhalten Sie einen weiteren Stein für das Bauwerk, das Sie mit Hilfe des Verfassers beharrlich errichten. Der durch Ihr Verhalten noch verschärfte Sadismus bestimmter Prüfer hätte eigentlich ein eigenes Kapitel verdient; wir kommen später noch darauf zurück.

Aber auf diese offenkundigen Fehlschläge sind wir gar nicht angewiesen – schon wesentlich kleinere Missgeschicke des alltäglichen Lebens sollen genauer untersucht und in den ihnen zustehenden Rang erhoben werden. Ein Beispiel vorneweg: Die dürftigen Sätze, die Ihnen in Konfliktsituationen herausgerutscht sind, als Ihnen alles über den Kopf gewachsen war – sie verdienen es, rekapituliert zu werden. Spulen Sie den Film zurück, und hören Sie sich noch einmal zu, eine wunderbare Gelegenheit, sich selbst zu martern. Denken Sie nur an den fetten Rüpel, der Sie an die Wand gedrückt hat, weil er nicht schnell genug in den Laden kommen konnte, und lassen Sie sich noch einmal die abgegriffene Formulierung auf der Zunge zergehen, die Sie ihm mit dem ganzen Ihnen zu Gebote stehenden Hochmut entgegengeschleudert haben: »Sie könnten sich wenigstens entschuldigen!« Wie einfallslos! Im Nachhinein hätten Sie sich ohrfeigen können! Aber es gibt noch ein gemeineres Mittel, sich für fehlende Schlagfertigkeit zu bestrafen; es steht jedem zur Verfügung, fällt unter die Rubrik »Treppenwitz«. Mit dieser einzigartigen Methode der nachträglichen Reue können Sie sich selbst foltern, weil Sie es nicht geschafft haben, dem ungehobelten Flegel einen Satz an den Kopf zu werfen wie: »Wer wie ein Elefant gebaut ist, sollte vielleicht nicht gerade in den Porzellanladen trampeln!«, ein Satz, der doch weit besser gesessen hätte, Ihnen aber leider erst eingefallen ist, als Sie bereits die Ladentreppe unten waren. Den Film mit der alten Dame, die sich im Supermarkt mit unüberbietbarer Arroganz an Ihnen vorbeidrängt und ihre Einkäufe auf das Fließband an der Kasse gelegt hat, lassen Sie noch einmal von Anfang an ablaufen; erklären Sie erneut mit wutzitternder Stimme: »Ich war aber vor Ihnen dran!«, und geißeln Sie sich für Ihre bemerkenswert jämmerliche Reaktion: Ein Pfeil von der Art: »Warum so eilig? So alt, wie Sie sind, stehen Sie noch früh genug an der Kasse Ihres Schöpfers!« wäre vielleicht ein wenig geschmacklos gewesen, hätte das rücksichtslose Fossil aber garantiert mitten ins Herz getroffen. Sie sehen also, dass Sie Ihr im Aufbau begriffenes Arsenal unbedingt um dieses neue Werkzeug, den so genannten Treppenwitz erweitern sollten, mit dem Sie sich beim Heruntergehen der Stufen bequem ein Bein stellen können.

Wenn wir dagegen an die Verstorbenen denken, so gehört die Erinnerung an sie zum Einmaleins des Kummers, und man müsste eigentlich gar nicht näher darauf eingehen. Sie bestehen darauf? Also gut, sehen wir uns die Sache genauer an. Wie wir alle mussten auch Sie schon schmerzliche Verluste erleiden; die Verstorbenen gehören zu Ihrem Leben, und Sie versuchen sich mehr schlecht als recht damit abzufinden, dass Sie sie nie mehr wiedersehen werden. Daneben gibt es andere, die Ihnen nicht so nahe stehen und deren Tod Sie zugegebenermaßen kaum berührt hat, und hier könnten Sie sich die Trauer ersparen. Aber wozu denn sparen? Wir wollen uns die Schmerzen ja nicht sparen, sondern sie nutzbringend einsetzen. Die einzige hier empfohlene Ersparnis bezieht sich darauf, sich von einem dieser Spielverderber aufklären zu lassen: Er will Sie ja nur aufhetzen, die Toten ruhen zu lassen und Sie damit um eine unvergleichliche morbide Befriedigung bringen. Ergänzen wir also die ohnehin schon lange Liste der teuren Verstorbenen um diejenigen, die Sie eher vergessen würden, wenn man Sie ließe. Der Freund eines Freundes, ein Cousin aus einer fernen Gegend, dem Sie bei Ihrer Erstkommunion begegnet sind, die Ururgroßmutter ihres Kindermädchens, der Großonkel von der Mutter Ihres Ehepartners, und dann gibt es auch noch den öffentlichen Bereich, wo die Toten allen gehören, die Opfer von Naturkatastrophen oder »aus aller

Welt«, ehemalige Politiker, Stummfilmstars, die bislang älteste Frau: Jeanne Calment, der Papst und so weiter. Da wir von Ersparnis gesprochen haben, fragen Sie nun, welchen Gewinn die Trauer, die Tränen um so weit entfernte Verstorbene bringen? Ganz einfach: Sie fühlen sich auserwählt, erhaben in Ihrem Leid, gefangen in einem verhängnisvollen Schicksal, mit dem die gewöhnlichen Sterblichen, wie wir sie hier nennen wollen, nichts zu tun haben. Durch die enge Verbindung mit denen, die Ihnen zu Lebzeiten nichts bedeuteten, die Ihnen aber durch den Tod nahe gekommen sind, erkennen Sie, dass Sie allein übrig geblieben sind; Sie vollbringen das Kunststück, in der Mitte einer Reitbahn zu stehen und die Verblichenen um sich herum tänzeln zu lassen, und Sie sind ihr Direktor, ganz gleich, in welchem Verhältnis Sie einst zu ihnen standen. Ist das nicht ein äußerst wertvoller Gewinn? Achilles gleich, der an der Bahre des Patroklos seinen Schmerz kaum zu zähmen vermag, werden Sie als tragischer Held in hohem Maße davon profitieren, da können Sie sicher sein.

Von Blumen und Kranzspenden bitten wir abzusehen

Freud hat auf die Bedeutung des schmerzlichen Verlustes hingewiesen. Er hat den normalen Vorgang beschrieben, der uns durch anstrengende psychische Verarbeitung dazu bringt, um das verlorene und der Libido entzogene Liebesobjekt zu trauern, damit wir die Libido nach einer gewissen

Zeit des Rückzugs auf uns selbst von neuem auf die Welt der Lebenden richten können. *»Während eine normale Trauer in 1 bis 2 Jahren ihren Ablauf findet, ist eine pathologische in ihrer Dauer unbegrenzt«*, sagt er uns; er hat sich auch mit dem aus dem Normbereich fallenden Phänomen befasst, das Sie dazu verurteilt, unter der schwarzen Sonne der Melancholie auf ewig im Schatten des verlorenen Objektes zu leben. Läuft Ihnen bei der Aussicht auf eine *»in ihrer Dauer unbegrenzte«* Trauer nicht das Wasser im Mund zusammen?

Zu Beginn unserer Zeitrechnung hat auch der weise Seneca (1900 v. S. F.)[1] sich in seiner *Trostschrift* mit dem Phänomen der Trauer befasst. In dem Brief an die tief betrübte Mutter, Marcia, schreibt er:

Schon das dritte Jahr verstrichen [laut Freud haben wir es hier mit der pathologischen Form der Trauer zu tun, denn das Verfallsdatum der normalen Trauer ist schon lange überschritten], *ohne dass inzwischen von jenem ersten Anfall etwas nachgelassen hat; er erneuert sich und stärkt täglich die Trauer, er hat sich durch die Länge der Zeit bereits ein Recht erworben und ist schon so weit gediehen, dass er es für schimpflich hält, dich zu verlassen. Wie alle Fehler sich tief im Innern festsetzen, wenn sie nicht im Entstehen unterdrückt worden sind, so nährt sich auch diese Traurigkeit, dieses Elend,*

1 Vor Sigmund Freud.

dieses Wüten gegen sich selbst zuletzt durch seine Bit-
terkeit selbst, und der Schmerz wird für das unglück-
selige Gemüt eine verkehrte Lust.

Sollte sich die oben beschriebene Haltung, wie sie lange vor
dem Vater der Psychoanalyse vom Großvater der Philoso-
phie beschrieben wurde, schlicht und ergreifend als krank-
haft entpuppen? Nicht so hastig. Freud hat uns vor allem
zum Funktionieren des Unbewussten weitere Hinweise gegeben, die uns hier gute Dienste leisten können. Der Wiener
Meister hat nachgewiesen, dass neben unserem bewussten,
logischen und von den realen Erfahrungen gespeisten Denken das große Andere wohnt, das Unbewusste, das die Se-
kundärvorgänge des wachen Denkens ignoriert und stattdessen im Rhythmus der Primärvorgänge funktioniert, wo
Wunsch und Erfüllung zusammenfallen und die Triebbefrie-
digung auf halluzinatorische Weise vorherrscht. Kurz gesagt
folgt daraus, dass das Vergehen der Zeit im dämmerigen Kö-
nigreich des Es keine Rolle spielt; gestern ist heute, und der
sokratische Widerspruch, in den sich verstrickt, wer sich an
diesen Ort wagt, hat sein Bürgerrecht verloren. Mit anderen
Worten, hier kann eine Sache gemeinsam mit ihrem Gegenteil wohnen, ohne dass sie einander ausschließen.

Kommen wir zu unserem Thema, der Dimension der
Trauer. Wie kommt das Unbewusste mit dem Verlust eines
geliebten Wesens zurecht, wo es die Realität doch so kon-
sequent verschmäht? Ganz einfach – es nimmt ihn einfach
nicht zur Kenntnis. Sie glauben das nicht? Denken Sie da-

ran, was sich in Ihnen abspielt, wenn Sie Jahre nach dem Tod eines nahe stehenden Menschen von ihm träumen: Er steht vor Ihnen, er spricht mit Ihnen, Sie antworten ihm und verspüren höchstens ein leichtes Gefühl der Fremdheit. Zeigt das nicht, dass er an jenem anderen Ort weiterlebt, in jener »anderen Szene«, wie Freud es ausdrückt, an jenem Ufer, das die Wellen des Todes nicht erreicht haben?

Nehmen wir also diese Erkenntnis zum Ausgangspunkt, um Ihnen ein von vornherein zum Scheitern verurteiltes Vorgehen zu ersparen. Was Sie auch tun mögen, Sie werden ein Grab niemals wieder schließen, denn irgendwo da unten ist der geliebte Tote stets bereit, den Grabstein anzuheben, um Ihre schönen Erinnerungen an ihn wachzurufen. Ohne jedes Schuldgefühl können Sie also noch lange nach den anderthalb Jahren der Freudschen Norm die Verstorbenen zusammentrommeln: Ihre, die der Anderen, die leiblichen Cousins der Anderen, die sich alle zu diesem seltenen Genuss hergeben werden: dass Sie sich am Tod ergötzen.

Und nun reißen wir gemeinerweise einen Satz Senecas aus dem Kontext, wie wir es ja auch schon bei Freud getan haben, und folgen getreu seinem Rat:

»Der ganze Tag gehe unter Trauerklagen dahin, auch die ohne Schlaf verrinnende Nacht möge die Trauer ausfüllen; lass uns Hand anlegen an die zerkratzte Brust, selbst gegen das Antlitz geschehe ein Angriff, und in jeder Art der Grausamkeit versuche sich die Traurigkeit, wenn sie nur Etwas [dadurch] erreicht.«

Wir wollen uns weder bei der Ironie dieses Philosophen aufhalten, noch lassen wir uns durch das folgende Zitat ins Wanken bringen:

> *Wenn aber die Gestorbenen durch kein Zerschlagen der Brust zurückgerufen werden, wenn das unbewegliche und in Ewigkeit feststehende Geschick durch kein Jammern geändert wird und der Tod Alles, was er dahingerafft hat [zurückzugeben] verweigert, so höre der Schmerz auf, der [ja doch] verloren ist.«*

Diese Zeilen wurden zu einer Zeit geschrieben, als die Gesetze des Unbewussten zwar genauso wirksam waren wie die Erdanziehung, aber noch nicht von Freud definiert worden waren (genausowenig, wie Newtons Schädel von dem berühmten Apfel getroffen worden war). Bei all seiner Weisheit konnte Seneca nichts von ihrer Existenz ahnen. Wir wollen den Unglücklichen also entschuldigen; möge er uns auch weiter den Gedanken gestatten, dass es keinen verlorenen Schmerz gibt – im Gegenteil!

Das Thema der Befriedigung, die wir aus der Beschäftigung mit dem Tod beziehen, führt den Verfasser zu seiner quälenden Unruhe zurück. Wenn der Brief des Lektors aus dem Computer seiner arroganten Sekretärin dem Warten des Autors ein Ende bereitet hat, kann er ihn in aller Ruhe in dem dafür vorgesehenen Ordner abheften und auf den nächsten warten. Diese chronologisch geordneten Ablehnungen sammeln sich zwischen den zwei Deckeln, jede

51

einzelne ein schmerzhafter Nadelstich für seine Selbstliebe. Wann immer seine insgesamt eher lasche Zeitplanung es
zulässt, blättert besagter Verfasser in dieser deprimieren-
den Kollektion. Dafür wartet er einen Zeitpunkt ab, an dem
es sich besonders gut um die enttäuschten Hoffnungen
trauern lässt, etwa die fahlen Stunden des frühen Morgens
oder die Abenddämmerung eines grauen Tages. Mit jedem
einzelnen Blatt fächelt er die Glut seines Grolls gegen die
Verlage an: Wie wenig interessiert sie die Sensibilität der
Künstler, die, wie er, mit ihrem Herzblut schreiben. Dabei
ermutigt ihn der Gedanke, dass Proust von Gallimard zunächst abgelehnt und Freud von der Wissenschaft anfäng-
lich nicht ernst genommen wurde.

3

Körperliche Leiden genießen

Hören Sie auf Ihren Körper! Das sagen alle, ob Presse, Ärzte oder Sexualwissenschaftler. Und dafür muss es einen Grund geben. Wenn man hinhören soll, dann deshalb, weil etwas spricht, und genau hier nimmt das Elend seinen Lauf.

Was Champollion bei der Entschlüsselung des ägyptischen Alphabets leistete, leistete Freud bei der Deutung der Körpersprache, die er bei seinen ersten Patientinnen, den wundervollen Wiener Hysterikerinnen am Ende des 19. Jahrhunderts, so vortrefflich zu dechiffrieren wusste. Zu ihrem Glück entwickelten sie ihre Symptome vor der Einführung der Psychoanalyse und legten sich gewissermaßen jungfräulich auf die Couch. Damals gab es in den Frauenzeitschriften noch keinen Briefkastenonkel namens Sigmund, keine nächtlichen Sendungen im Kulturfunk à la »Erzählen Sie Karl (Abraham) von Ihren sexuellen Problemen«, keine Psychoshow im Fernsehen, konzipiert von Groddeck, moderiert von Lou Andreas-Salomé, produziert von Marie Bonaparte. Die Bahn war also frei, und voller Begeisterung produzierten die Amazonen spektakuläre Erscheinungen: Blindheit, Krämpfe, Lähmungen, die schlagartig verschwanden, sobald ein verdrängtes Erlebnis erinnert wurde, zwanghaftes Husten, Sprachverlust, unkontrollierbare Gesten, ein ganzes Arsenal also, das uns im Vergleich zur heutigen Klinik allerdings etwas veraltet vorkommt. Fast könnte man meinen, dass die Verbreitung der Freudschen Gedanken und die Vulgarisierung seiner in die Alltagssprache eingegangenen Begriffe das Unbewusste raffiniert gemacht haben – eine Qualität, die es vorher nicht besaß. Anscheinend hat es gelernt, den Hinterhalt zu durchschauen, der es im Sprechzimmer des Analytikers erwartet, und nicht mehr so leicht in die Falle zu gehen, aus der der Analytiker die typisch Freudschen Symptome nur noch herausnehmen musste. Heute kompliziert es die ganze Sache, denn auf der Ebene der so genannten psychosomatischen Störungen findet es neue Ausdrucksformen wie Hautkrankheiten, Asthma, Magengeschwüre, Zeichen, die sich von den Sirenenklängen der Deutung nicht mehr so leicht betören lassen. Wie ein moderner Odysseus verschließen diese Symptome ihre Ohren vor der Stimme der Analyse oder lassen sich eher an den Mast binden (eine kühne phallische Metapher), als dass sie das Risiko eingehen, sich durch ein Bedeutungsspiel auslöschen zu lassen. Ist das die Erklärung dafür, dass die Analysen, die Freud in wenigen Monaten durchführte, heute so viel länger dauern? Das behauptet manch einer. Andere sind nicht so nachsichtig, sondern unterstellen den heutigen Analytikern, sie würden aus der Situation Kapital schlagen. Diese bösen Zungen wird man niemals zum Schweigen bringen können.

Der Körper spricht also seine eigene Sprache, doch sollte man sie wirklich übersetzen und damit womöglich seine lieb gewonnenen Symptome zum Verschwinden bringen? Muss man einen beachtlichen Teil seiner Existenz und seiner Ersparnisse darauf verwenden, oder sollte man sich lieber erlauben, all ihre Facetten ungeniert auszukosten? Sie würden dieses Buch nicht lesen, würden Sie nicht eher zur zweiten Lösung tendieren, nachdem Sie, wenn auch noch laienhaft, bereits mit den Vorzügen dieser Art von Befriedigung experimiert haben. Natürlich müssen Sie einen Preis zahlen: Ihr Wissen über sich selbst wird abnehmen, aber möchten Sie nicht genau das erreichen? »Nichts davon wissen«, ist das nicht eben jenes Gebot, unter dem ein der Symptomkultur geweihtes Leben steht? Und wohin würde Sie ein derartiges Wissen überhaupt führen, wenn nicht zu ihren alten Wunden? Halten Sie sich deshalb an den ausgezeichneten Grundsatz, dass man die Wahrheit nicht immer aussprechen sollte, und fahren Sie ruhigen Gewissens so fort, vermeiden Sie also die Begegnung mit jener ursprünglichen menschlichen Schwäche, deren Benennung uns bereits die Haare zu Berge stehen lässt und die uns auch im vorliegenden Fall kaum beruhigen kann: die Verätzungen des Körpers durch die Sprache.

Diesmal können wir Lacans Dienste in Anspruch nehmen, mit seinem aus der Saussureschen Linguistik übernommenen Konzept des Signifikanten, das er revidiert und verbessert hat und das man folgendermaßen zusammenfassen könnte: Die Sprache macht den Menschen, nicht umgekehrt. Das schon vor seiner Geburt in den Netzen der Sprache gefangene Subjekt ist ein Ergebnis der Sprache, so sagt uns der Verfasser der *Schriften*. Der Körper selbst ist eine Kette von Signifikanten, die diesem seine Beständigkeit, seine Ausdrucksform verleihen und ihm natürlich auch die Produktion von Symptomen ermöglichen, die ihrerseits ebenfalls auf die Sprache zurückgehen. Das Unbewusste ist laut Lacan *»strukturiert wie eine Sprache«*, das heißt, es gehorcht ähnlichen Gesetzen wie die Sprache. Die Unabhängigkeit des Signifikanten vom Signifikat eröffnet durch das komplexe Spiel der Metaphern und der Metonymien alle erdenklichen Sinnspektren, wodurch Schicksale festgelegt, Neurosen ausgelöst, Symptome hervorgebracht werden.

Sicher ist Ihnen nicht entgangen, wie kompliziert die Dinge werden, sobald man das Lacansche Universum betritt. Wenn Ihnen das alles ein wenig trocken erscheint, so kann ich Ihnen nur zustimmen, doch sollten Sie wissen, dass Lacan sich selbst zu dieser Sprödheit (manche sprechen auch von mangelnder Verständlichkeit) bekannte und ausdrücklich betonte, dass seine Texte erst begreiflich würden, wenn man sich selbst einbrächte. Bringen Sie sich ein? Es sieht kaum danach aus. Die Suche nach den entscheidenden Signifikanten, die ihren unauslöschlichen Stempel auf Ihrem Körper hinterlassen haben, und der metaphorische Aspekt Ihrer Symptome lassen Sie eher kalt. Einem zweifelhaften Erkenntnisgewinn ziehen Sie das vor, was der Erfinder der heutigen Psychoanalyse als »die Leidenschaft der Ignoranz« bezeichnet hat; statt auf einen rational begründeten Aufschub sind Sie eher auf unmittelbare Befriedigung aus. Wer wollte Ihnen das vorwerfen? Freud? Lacan? Aber die sind doch schon lange tot! Machen Sie sich also an Ihre Übungen, damit Sie in der Kunst des Symptomgenusses den Schritt vom Amateur zum Profi schaffen.

Schon im Fall der Nasenrötung konnten Sie feststellen, wie eine anfängliche körperliche Funktionsstörung durch die entsprechende Aufmerksamkeit an Stärke und Schönheit gewinnen kann. Wenn Sie etwa einem leichten morgendlichen Atemproblem gut zureden, kann es Sie – zumindest in Ihrer Vorstellung – durchaus ins nächste Sanatorium bringen (mal abgesehen davon, dass diese Art von Pflegestätten im Allgemeinen nicht wirklich in Ihrer Nähe liegen). Ein sorgfältig gehätscheltes Seitenstechen wird Sie bewegungsunfähig zum Spezialisten führen; er wird Ihnen einen dieser Blicke zuwerfen, die Sie so lieben und die Sie das Schlimmste befürchten lassen. Folgen Sie also den Anweisungen, Sie werden es nicht bereuen: Lauschen Sie aufmerksam den Kassandrarufen Ihres Körpers, die Ihnen klinische Wonnen verheißen.

Schädliche Lektüre – fruchtbar genutzt

Spitzenverlage bringen Restaurantführer heraus, um Ihnen die Wahl unter den gepflegten Lokalen Ihrer Umgebung zu erleichtern. Ähnlich geartete Bücher helfen Ihnen, sich für die attraktivsten Symptome zu entscheiden: medizinische Wörterbücher. Auch sie sind illustriert, nur dass hier statt der verlockenden Fotos von einladenden Gasträumen oder kunstvoll arrangierten Speisen tiefe Einblicke in Magengeschwüre oder eitrige Hautentzündungen zu bewundern sind. Warum sollten Sie – bei vergleichbaren Kosten – Ihr Geld für Restaurantführer verschwenden, die Ihnen doch nur flüchtige Zerstreuung verschaffen, während die zweite Kategorie Ihnen zu lang anhaltendem Gruseln verhelfen wird? Auf jeden Fall haben die Besuche in den Spitzenrestaurants Sie immer krank gemacht, also können Sie diese gastronomische Phase genauso gut überspringen und sich ohne Umwege den Funktionsstörungen zuwenden, die sie in Ihrem Organismus unvermeidlich auslöst.

So ein Wörterbuch ist eine faszinierende Sache. Jeder einzelne Eintrag katapultiert Sie in ein Universum von Bedeutungen, die Sie im Wesentlichen auf weitere Bedeutungen verweisen, und Sie fühlen, wie Sie zum Spielball werden können, der von Begriff zu Begriff hüpft, bis die Bedeutungen verschwinden und Sie sich in den rein sprachlichen Assoziationen verlieren. Gleichgültig, durch welche Tür Sie eins dieser Werke betreten, Sie werden es *per definitionem* nicht mehr unbeschadet verlassen können.

Ein vergleichbares und genauso aufregendes Spiel erlauben Ihnen die medizinischen Nachschlagewerke; tauchen Sie ein, und Sie werden nicht mehr an die Oberfläche finden. Schon die Titel berechtigen zu den schönsten Erwartungen: *Das praktische Gesundheitsbuch für die ganze*

Familie oder *Atlas der Medizin: Organe – Funktionen – Krankheitsbilder – Therapien*, Titel, die Ihre Organe von vornherein in potenzielle Feinde verwandeln, in okkulte Mächte, deren ganzes Streben geheime Umtriebe sind. Verlieren Sie sich also in der Lektüre von einem dieser erbaulichen Werke, und schlagen Sie dazu unter einem x-beliebigen Buchstaben nach. Da Ihnen die Orientierung fehlt, können Sie einfach mal auf das S deuten. Halten Sie sich nicht bei ausgefallenen Einträgen wie »Schaumzellenatherom« oder »Schichtstar« auf, sondern blättern Sie direkt zu »Schnupfen«. Was gibt es Banaleres oder Ungefährlicheres als eine harmlose Erkältung? Das haben Sie jedenfalls geglaubt, bis Sie den Artikel durchlesen, umso mehr, als Sie gerade heute Abend die ersten Vorboten dieser Erkrankung verspüren. Gehen wir ihn also gemeinsam durch; bei fortschreitender Lektüre wird sich die Stirn in immer stärkere Falten legen. In der ersten Zeile finden wir folgende Definition: »*Akute ansteckende Erkrankung der Atemwege*«. Akut und ansteckend – diese Bezeichnungen holen uns brutal in die Wirklichkeit zurück. Nein, Sie leiden nicht an einer leichten Unpässlichkeit, weil Sie in einem zugigen Korridor lange warten mussten. Die Situation ist viel gravierender, umso mehr, als man den für das Werk verantwortlichen Wissenschaftlern glauben darf, dass die Liste der Symptome korrekt ist: »*Nasensekretion, Kopfschmerzen, intensives Kältegefühl* [als ob der Tod kurz bevorstünde], *Verlust von Geschmack und Geruchssinn* [wozu noch weiterleben in einer faden, geruchlosen Welt], *Fieber, Apa-*

thie [Sie haben den Kampf bereits aufgegeben], *allgemeines Unwohlsein.*« Aber glauben Sie nur nicht, dass Sie auf dieser Stufe kurz vor Ausbruch der Katastrophe stehen bleiben: »*Im weiteren Verlauf* [und dabei stehen wir doch erst am Anfang] *kann sich ein mehr oder weniger schwerer Rachenkatarrh* [in Ihrem Fall eher schwerer] *herausbilden, begleitet von einem heftigen Husten.*« [Jetzt, da Sie schicksalergeben darniederliegen, glauben Sie, die Lexikonautoren würden von ihrem sadistischen Vorgehen ablassen, aber weit gefehlt, das Sahnehäubchen wartet einige Zeilen weiter unten: »*Für bestimmte Personen kann sogar ein Schnupfen äußerst gefährlich werden.*« Und das ist der entscheidende Schlag. Sie haben sofort erkannt, dass diese Warnung auf Sie gemünzt ist, Sie, die Sie in Ihren eigenen Augen wie in denen der Welt etwas ganz Besonderes sind. Zu den zahlreichen oben beschriebenen gesellt sich ein weiteres, äußerst beeindruckendes Symptom: Ihnen bricht der kalte Schweiß aus.

Kann das drohende Organversagen durch eine Notbehandlung in letzter Minute aufgehalten werden? Wie im Fieber stürzen Sie sich auf das entsprechende Kapitel (da die Quecksilbersäule bei der Lektüre beängstigend in die Höhe geschnellt ist, fällt Ihnen das nicht schwer). Hier finden Sie einen Rat, der Ihrer natürlichen Neigung aufs Schönste entspricht: »*Beim Auftreten der ersten Symptome sollten Sie sich ausruhen und sich so weit wie möglich von anderen Menschen fern halten.*« Nichts leichter als das; die Kuschelecke, die Ihnen schon so oft Schutz geboten hat, erwartet Sie ebenso wie die Videokassette mit einer Ihrer Lieblingsserien (*Die Dornenvögel*). Eine weise Entscheidung, zumal die Autoren des Lexikons Ihnen mit bemerkenswerter Offenheit jede Illusion über den Nutzen einer Behandlung nehmen: »*Medikamente, antiseptische Mittel, Gurgelwasser, Pastillen bekämpfen die Schnupfensymptome nur minimal, wenn überhaupt*«. Sie müssen zugeben, dass Sie es endlich mit verantwortungsbewussten Therapeuten zu tun haben, die Sie als Erwachsenen behandeln und davon ausgehen, dass Sie angesichts der Ohnmacht der Ärzteschaft nicht zusammenbrechen. Wer wollte sich darüber beklagen? Umso mehr, als die Würfel gefallen sind und Sie keinerlei Chance hatten, der Ansteckung zu entgehen, verbreitet das Virus sich doch »*über winzige Tröpfchen, die durch ein einziges Niesen mehrere Meter weit geschleudert werden können*«. Finden Sie sich also damit ab – hatten Sie wirklich gehofft, sich einer derart ausgefeilten Ballistik mit bloßen Händen entgegenstellen zu können?

Wenn wir auf die für uns relevante Perspektive zurückkommen, wie Ihre Symptome und somatischen Angstzustände genutzt werden können, so haben Sie wohl inzwischen erkannt, welche Schätze der effektive Gebrauch dieser Handbücher bereithält. Denn wenn schon die Beschreibung eines einfachen Schnupfens unter dem Buchstaben *S* eine so niederschmetternde Wirkung auf Sie hat, dann können Sie sich vorstellen, welch genussvollen Schauer der Buchstabe *K* Ihnen zu bescheren vermag!

Wie man die Angst vor Krankheiten
richtig auskostet

Die medizinische Fakultät bietet den Studierenden pro Monat durchschnittlich eine Stunde Ausbildung in den grundlegenden psychologischen Techniken. Wenn Sie einen zufällig ausgewählten Praktiker konsultieren, haben Sie also gute Chancen, auf einen Fachmann zu stoßen, der von der Beziehung zum Patienten absolut nichts wissen will. Wir wollen nicht verallgemeinern; es gibt durchaus einige Jünger des Hippokrates, die in der Lage sind zuzuhören. Doch ist diese Fähigkeit ausschließlich ihrer Sensibilität für diesen Bereich zu verdanken, ihrer persönlichen Reife, dank derer sie in Ihnen mehr sehen als ein Symptom auf Beinen, das mit Beschwerden, einem Gesicht und einem Wunsch ausgestattet ist, kurz, mit all den Dingen, die auf Ihre Zugehörigkeit zum menschlichen Geschlecht schließen lassen.

Beginnen wir mit der für unsere Perspektive (also ausgeprägte Taubheit für das Symptom) ungünstigsten Persönlichkeit, nämlich dem Arzt, der zuhören kann. Er greift nicht sofort zum Blutdruckmessgerät oder zum Stethoskop, er fordert Sie nicht als Erstes auf, auf seiner Untersuchungsliege anstößige Stellungen einzunehmen, sondern er lässt sich Zeit, um Ihre Beschwerden anzuhören, statt sich Hals über Kopf in die Untersuchung des Organs zu vertiefen, das Ihnen zu schaffen macht. Die Art Ihrer Probleme verrät ihm schnell, welche Befriedigung sie Ihnen verschaffen, und statt Sie mit bedeutungsvollen Grunzlauten stundenlang abzuhorchen, fragt er Sie, was allgemein nicht in Ordnung ist. Empört erwidern Sie, Sie hätten es ihm bereits gesagt, und verweisen ihn energisch auf den Anlass Ihres Besuches. Doch damit gibt der Flegel sich nicht zufrieden, sondern fragt erneut nach der tieferen Ursache Ihrer Krankheit; von seinem Standpunkt aus ist diese Frage umso gerechtfertigter, als Ihr Symptom ihm nicht weiter alarmierend erscheint. Haben Sie vielleicht eine Stunde im Wartezimmer mit seinen zerfledderten Illustrierten gesessen, in denen der *Andere*, wieder einmal, seine Muskelpakete und seinen Waschbrettbauch zur Schau stellt, haben Sie den Gedanken an überzogene Honorare etwa ohne einen Mucks akzeptiert, um nun einfach Ihr Leben zu erzählen? Ganz abgesehen davon, dass der unverschämte Kerl, wahrscheinlich ein verhinderter Analytiker, sofort bereit ist, Ihnen die Adresse eines Kollegen in die Hand zu drücken, an dessen Couch die Patienten Schlange stehen. Wäre das der Zweck Ihres Besuchs gewesen, dann hätten Sie von vornherein an eine andere Tür in einem anderen Stadtviertel geklopft, wo jedes Gebäude eine dieser unauffälligen Praxen beherbergt. Wenn der Arzt, dessen Dienste Sie in Anspruch nehmen wollten, versucht, Ihre Symptome zu entschlüsseln, dann bleibt nur die sofortige Flucht. Sie haben ganz eindeutig eine Niete gezogen.

Glücklicherweise ist der zweite Persönlichkeitstypus viel weiter verbreitet. Anders als sein Kollege, der so flott auf Somatisierung getippt hat, nimmt er den diffusen Schmerz, der Sie in seine Praxis geführt hat, nicht auf die leichte Schulter. Schon seine Fragen lassen das Symptom an Bedeutung gewinnen. Sie fühlen, dass sich auch hinter einer scheinbar unwichtigen Nachfrage eine genaue Vorstellung von der Krankheit verbirgt, die sich in Ihrem Inneren eingenistet haben könnte, und die Versuchung ist groß, jede einzelne mit Ja zu beantworten. Entgeht man einer Versuchung nicht am besten, indem man ihr nachgibt? Bestätigen Sie also jede Vermutung des Arztes. Mit besorgtem Blick mustert er Sie von Kopf bis Fuß, seine erfahrenen Hände erforschen jeden Zentimeter Ihres Körpers. Schweigend horcht er Sie ab; Ihre flehenden Blicke beantwortet er mit unerschütterlichem Gleichmut. Schluss mit den hohlen Phrasen, endlich sind Sie ganz mit Ihrer Krankheit identifiziert, das leidende Organ hat das Subjekt in den Hintergrund gedrängt. Wie Molières Dr. Diafoirus verfasst er nun sofort eine Überweisung an einen Spezialisten und murmelt kleinlaut, dass dieser Ihrer geheimnisvollen Krankheit genauer auf den Grund gehen wird. Er reicht Ihnen das sorgfältig zugeklebte Schreiben und trägt Ihnen auf, es demjenigen zu übergeben, dessen Name auf dem Umschlag prangt. Und so können Sie sich, oh Freude, auf raffinierte Art weiter quälen: Werden Sie der Versuchung widerstehen können, sich mit der Hilfe von Wasserdampf an seinem Inhalt zu erbauen? Am besten lassen Sie den Brief ungeöffnet auf dem Tischchen neben der Wohnungstür liegen, damit das Urteil, das er vermutlich enthält, Sie jeden Tag erwartet und Sie an Ihr trauriges Schicksal erinnert, wenn Sie von der Arbeit nach Hause kommen. Wenn der Komplize Ihres Peinigers dann gut arbeitet, untersucht er Ihren Körper ebenso eingehend wie sein Vorgänger, benutzt zusätzlich jedoch wesentlich ausgefeiltere Folterinstrumente; mit ausdrucksloser Miene schickt er Sie zum Röntgen, zur Endoskopie oder zum Ultraschall, je nach Art Ihrer Beschwerden, die jetzt endlich in den richtigen Händen sind. Wie eine Flipperkugel schnellen Sie von Untersuchung zu Untersuchung; zwar enden sie alle mit negativem Befund, doch bringen Sie Ihnen den unbestreitbaren Vorteil, dass Sie das Wort »herumflippen« in all seinen Nuancen auskosten können, auch wenn das Ergebnis aus Ihnen keinen wirklich flippigen Typen macht. Monatelang konnten Sie Ihre Angstzustände genießen, und nun finden Sie sich *in statu quo ante* wieder und damit bei jenem Arzt am Anfang der Kette, der sich höchst überrascht zeigt und etwaige psychische Ursachen Ihrer Symptome auch weiterhin strikt ausschließt.

Sie können ihn ganz leicht dazu bringen, dass er die Maschinerie von neuem in Gang setzt: Wie der Maulwurf im Gemüsegarten, wie ein Frettchen sind die Schmerzen entflohen, und die Pein, die Sie ursprünglich zu dieser Konsultation veranlasst hatte, hat sich auf der Flucht vor den vielen Untersuchungen in einem ganz anderen Feld eingenistet. Und damit heißt es: Bahn frei für neue Abenteuer.

Die Freuden der Übertragung

Was hat sich zwischen dem wortkargen Arzt und Ihnen eigentlich genau abgespielt? Das Phänomen ist den Couch-Erfahrenen nicht neu und beschränkt sich nicht auf die Beziehung Psychoanalytiker – Analysand, sondern kann auch in anderen Konstellationen auftreten: Arzt – Patient, Beichtvater – Beichtkind, Lehrer – Schüler, Täter – Opfer, Kosmetikerin – Kundin.

Als Erster hat Freud diese starke Gefühlsströmung erkannt und beschrieben, die Sie mit dem Menschen verbindet, von dem Sie etwas erwarten: die Übertragung. Seine erste Erfahrung machte er im Rahmen seiner Freundschaft mit Wilhelm Fließ, dem er jahrelang beinahe täglich schrieb. Dieser Herzensfreund, den Freud »den alter« (»den einzigen *Anderen*«, ja, schon wieder) nannte, verhalf ihm durch sein Da-Sein, durch sein aufmerksames Zuhören und seine intellektuelle Unterstützung zu nichts Geringerem als zur Erfindung der Psychoanalyse. Wenn man sich allerdings der in einem gewagten Buch[1] aufgestellten These anschließt, dann hätte die von Fließ eingenommene Position des Verbietenden die Entstehung der berühmten Übertragung zwischen den beiden Männern begünstigt beziehungsweise stark beschleunigt. Dass er Freud aus hygienischen Gründen das Zigarrerauchen verbot und ihn damit seines bevor-

1 Philippe Grimbert: *Pas de fumée sans Freud* [Freud und das Rauchen]

zugten Genussmittels beraubte, könnte die Entwicklung des Phänomens erheblich beeinflusst haben. Und so konnte sich das starke Übertragungsgefühl entwickeln, das in Freud in dem Maße zunahm wie die wiederholten Verbote seines unnachsichtigen Freundes, der den strengen Vater verkörperte. Man könnte also behaupten, dass die Übertragung von Anfang an unter dem Zeichen des Mangels stand: Was wäre anziehender als ein Mensch, der sich Ihnen entzieht oder Ihnen das begehrte Objekt hartnäckig vorenthält?

Die Übertragung, wesentlicher Motor der Therapie, wird durch die undurchschaubare Präsenz des Analytikers angetrieben; Sie unterstellen ihm Erkenntnisse über Ihre Person, und durch sein Schweigen verweigert er Ihnen jegliche Befriedigung. Das ist der Grund, weshalb jeder Mensch, der in Ihren Augen Autorität, Kompetenz, Wissen oder Verführungskraft verkörpert, in Ihnen von Anfang an ein solches Gefühl auslösen wird. Und auch der Arzt, der in Ihnen liest wie in einem aufgeschlagenen medizinischen Nachschlagewerk und die ersten Zeichen Ihres Verhängnisses entschlüsselt, ist in eben dieser Hinsicht ganz entschieden im Vorteil.

Natürlich hat Freud seine Definition der Art und Rolle dieses Gefühlskatalysators – und das ist die Übertragung – über die Jahre hinweg verfeinert. Er beschreibt das Phänomen wie folgt:

»Es sind Neuauflagen, Nachbildungen von den Regungen und Fantasien, die während des Vordringens der Analyse erweckt und bewusst gemacht werden

sollen, mit einer für die Gattung charakteristischen
Ersetzung einer früheren Person durch die Person des
Arztes.«

Daraus resultiert die Tendenz, kindliche Verhaltensweisen
zu wiederholen, begleitet von einer Art Idealisierung Ihres
Therapeuten, einer Überschätzung seiner wirklichen Qualitäten, einer Ausschaltung Ihrer Kritikfähigkeit, mit anderen Worten: einer völligen Blindheit. Die Blindheit springt
ins Auge (wenn man so sagen darf), beobachtet man die
vorbehaltlose Bindung mancher Patienten an Ärzte, deren Absonderlichkeit jeden vernünftigen Menschen in die
Flucht schlagen würde. Ein weiterer nicht zu vernachlässi-
gender Effekt der Übertragung ist Ihre große Aufnahmebe-
reitschaft für jedes Wort der von Ihnen auserwählten Person, von der Sie sich nur allzu bereitwillig beeinflussen
lassen.

Lacan verfeinert diese Definition weiter, indem als Vor-
bedingung der Therapie und der Übertragung das Konzept
des »*Subjekt[s], dem zu wissen unterstellt wird*« definiert,
eine so eloquente Formel, dass sie keines weiteren Kom-
mentars bedarf. Sie fragen trotzdem nach? Nun gut, sagen
wir also, dass Sie irgendwo immer einen Anderen vermu-
ten, der mehr über Sie weiß als Sie selbst, eine Art reines
Wissen, das außerhalb Ihres Körpers existiert. Wie wir gesehen haben, sind der Analytiker und der Arzt besonders
geeignet, dieses mutmaßliche Wissen zu verkörpern, die
Wahrheit, die sich Ihnen ständig entzieht (in der für uns

interessanten Perspektive werden Sie sich ohne Zögern für den Arzt entscheiden). Mit anderen Worten, Sie sind von Anfang an überzeugt, dass Ihr Gesprächspartner einen dunklen Punkt bei Ihnen erkennt, während Sie arme Seele umherirren und keine Ahnung haben, was Sie eigentlich umtreibt. Wie das Orakel von Delphi entwirrt jemand die verschlungenen Pfade Ihres Schicksals, und die subtile Faszination dieses Jemands nimmt noch zu, denn Sie selbst statten ihn unbewusst mit den Zügen der Menschen aus, die die ersten Gefühle in Ihnen ausgelöst haben.

Jetzt verstehen sie auch besser, warum Sie sich mit dem ersten Händedruck ebenso an den gebunden haben, dessen Rat Sie suchten, wie Freud an Fließ. Vergeblich kämpfen Sie dagegen an; das Prinzip der Ökonomie wird Sie von diesem sinnlosen Vorhaben abbringen. Überlassen Sie sich lieber den Händen des Allgewaltigen, der wie ein philippinischer Geistheiler mit bloßen Händen in Ihren Körper eindringen wird, um das kranke Organ zu finden und herauszureißen. Vielleicht deutet er die Möglichkeit eines Darmverschlusses an, und seine suggestive Gestalt wird Ihre folgsamen Därme veranlassen, die gesamte Palette der Seemannsknoten zu kopieren. Vielleicht vermutet er ein Magengeschwür – dann werden Ihre Magenwände es schaffen, unter einem unkontrollierbaren Schwall von Magensäure einzustürzen. Vielleicht verbietet er Ihnen alles, was Sie bis zum heutigen Tag gerne gemocht haben, und Sie werden ihm bedingungslose Gefolgschaft schwören.

Der Autor macht sich nichts vor: Derselben unbewussten Logik, demselben Übertragungsprozess entspringt die Macht, die die sadistische Sekretärin für ihn selbst ausübt, über diese arme Seele im Fegefeuer, die an ihren Lippen hängt, ihrem Orakelspruch entgegenbangt. Unter den Problemen, die ihre negative Antwort auslöst, ist das Magengeschwür das Lieblingssymptom des unglücklichen Schreiberlings. Die Kröten, die er schlucken muss, die Bitterkeit, die die Ablehnung seiner Manuskripte in ihm erzeugt, ruinieren am Ende sein im Grunde widerstandsfähiges Verdauungssystem. Während der Autor also das Klingeln des Briefträgers mit dem schicksalhaften Schreiben erwartet, schluckt er vorsorglich ein wirksames Medikament für den Magen. Allerdings macht er sich keine Illusionen, denn wie dick die gipsartige Auskleidung des Magens auch sein mag, sie wird gegen die Enttäuschung ebenso wenig helfen wie die Medikamente gegen den Schnupfen. Er wird um den Gang zu einem Magenspezialisten nicht herumkommen, und in den Tiefen seines Unbewussten breiten sich bereits die Schockwellen einer neu entstehenden Übertragung aus.

4

Perlen der Phobie

Zu den häufigsten Leiden, die sich auf unsere zarte Psyche stürzen wie der Milan[1] auf die Wiege des Leonardo da Vinci, gehört eines, das wie eine Neonröhre im Schaufenster jeder anständigen Neurose flackert: die Phobie. In den Augen des gewöhnlichen Sterblichen erscheint sie als eine heftige, aber unbegründete und völlig unverhältnismäßige Angst, die angesichts bestimmter Tiere, Orte oder Situationen auftritt und das Subjekt dazu veranlasst, jeden Kontakt mit dem Angst auslösenden Objekt zu vermeiden. Die Psychoanalyse definiert die Phobie vernünftigerweise genauso, was uns eine Menge Zeit erspart.

Der erste von Freud beschriebene Fall ist als der »Kleine Hans« in die psychoanalytische Literatur eingegangen. Dieser eng mit seiner Mama verbundene kleine Junge aus Österreich litt an einer panischen Angst vor Pferden, und da die Wiener Bevölkerung jener Tage noch kaum motorisiert war, musste er dem Objekt seiner Wahl täglich begegnen. Hätte sein Papa nicht unter der Aufsicht Freuds, eines

1 Bekanntlich handelt es sich bei dem von Freud als »Geier« übersetzten *nibbio* in Wahrheit um einen Milan [Anm. d. Übs.]

Freundes seiner Familie, die Analyse dieses Symptoms übernommen, so hätte der kleine Hans den Rest seines Lebens in seinem Zimmer verbracht, zwischen seinen Spielsachen und natürlich ohne das Schaukelpferd, das in einem sorgfältig gesicherten Schrank aufbewahrt worden wäre. Wäre die zutiefst ödipale Natur seines Problems und die daraus folgende Kastrationsangst nicht durch die psychoanalytische Untersuchung aufgedeckt worden, so hätte der kleine Hans später kein so bemerkenswertes Leben geführt. Er hätte nicht über die Inszenierung von Wagner-Opern promoviert, er wäre nicht der berühmte Opernregisseur geworden, als den man ihn kennt (schon der Gedanke an die Inszenierung des Walkürenrittes hätte das verhindert), er hätte nicht an der New Yorker Metropolitan Opera gewirkt, und nicht das Glück gehabt, in Florenz Maria Callas kennen zu lernen. Sie sehen also, welche Erfolge durch die gefürchteten Einhufer verhindert worden wären.

Doch zurück zum Schaukelpferd: Freud selbst hatte es dem kleinen Jungen zum dritten Geburtstag geschenkt. Sie können die Komplexität der ganzen Geschichte also problemlos nachvollziehen. Jedenfalls hatte Hans am Ende seiner durch das Medium des Vaters vermittelten Freudschen Therapie seine Furcht vor Pferden verloren und konnte mit verhängten Zügeln auf eine Laufbahn zugaloppieren, die so reiche künstlerische Erfüllung für ihn bereithielt.

Ist die Geschichte damit zu Ende? Man kann sich das wohl fragen, wenn man Lacan in seinem Seminar die Frage stellen hört: »*Der kleine Hans hat also keine Angst mehr vor Pferden, und was dann?*« Wie kann man dieses Lacan-sche »*Und was dann?*« anders verstehen, denn als Kehrsei-te der Metonymie: Was wird für Hans nach dem Pferd zum Objekt seiner Phobie werden, wenn man weiß, dass er in der Blütezeit seiner Neurose bereits eine ganze Reihe von großen Tieren im Katalog der Ängste gefunden hat? Woher wissen wir denn, ob Hans, nachdem er sich von der Angst befreit hat, die ihn in der Welt der Analyse berühmt ge-macht hat, nicht ein anderes imposantes Wesen erwählt hat, das mit seinem so erfolgreichen Schatten in der Welt der Oper zu tun hatte? Man könnte sich beispielsweise das gar nicht so weit hergeholte Beispiel vorstellen, er hätte eine Phobie gegen das Zusammentreffen mit umfangreichen Sän-gerinnen im engen Fahrstuhl zu den Künstlergarderoben entwickelt. Wäre das nicht eine hübsche Form gewesen, seine inzestuöse Schuld zu begleichen und als sekundären Nutzeffekt ein größeres Hindernis für seine weitere Karrie-re zu bekommen?

Auch Freud selbst entging der Symptomatik nicht, der er seine Studie widmete: Bekanntlich litt er an einer schweren Phobie gegen Zugreisen. Mit seiner üblichen Entschlossen-heit analysierte er diese Störung und fand ihren Ursprung in einem frühkindlichen Erlebnis. Auf dem Bahnhof Breslau habe er Gasflammen gesehen und sie für »brennende Geis-ter in der Hölle gehalten« (auf Grund irgendeiner verbote-nen Tat, die der Verfasser seinen Lesern zu erraten über-lässt, glaubte er fest, er werde in die Hölle reisen). Diese entsetzliche Aussicht sei dann ins Unterbewusstsein abgesunken, um gemäß der Logik der Phobie einer ganz banalen Angst vor Zugreisen und vor dem Warten am Bahnsteig Platz zu machen. Welche ketzerische Lehre können wir aus der Erfahrung ziehen, die der Vater der Psychoanalyse da gemacht hat? Zum einen sehen wir, dass die Entscheidung für ein Symptom der Phobie keineswegs ehrenrührig ist, denn sie ist einfach eine Form, diesem herausragenden Mann seine Reverenz zu erweisen und in seine Fußstapfen zu treten (oder sich in denselben Gleisen zu bewegen, wenn Ihnen das lieber ist). Zum anderen – wieder haben wir es mit dem ausgezeichneten Prinzip der Ökonomie zu tun – ist es zweifellos leichter, aus einem überheizten Abteil der zweiten Klasse zu fliehen als aus Luzifers Höllenkessel, für den unsere Sünderlaufbahn uns unvermeidlich vorbestimmt hat.

Entscheidung, mir graut vor dir!

Wie jedes Symptom ist auch die Phobie auf einen psychischen Konflikt zurückzuführen. Er veranlasst das Subjekt, sich für eines der phobischen Objekte zu entscheiden, die die Natur in ihrer großen Güte für uns bereithält. Träumen wir ein wenig: Ihr Symptom soll Sie nur geringfügig behindern, und Sie denken an eine Tierphobie? Entscheiden Sie sich für den Ozelot, dann haben Sie die meiste Zeit Ihre Ruhe. Wenn Sie das nicht wollen, und wenn Sie in einer Großstadt wohnen, sollten Sie die Taube wählen: Sie werden das Haus nicht mehr verlassen, falls das Ihr Ziel ist. Sie wünschen eine starke Einschränkung und haben sich bereits für eine Situationsphobie entschieden? Dann ist eine Phobie gegen die Morgendämmerung goldrichtig, denn wenn Sie nicht gerade in Lappland wohnen, werden Sie die Angst auslösende Situation jeden Morgen auskosten können. Im umgekehrten Fall können Sie eine Phobie gegen den gelungenen Tag kultivieren, und so wie Sie gestrickt sind, werden Sie sich wohl kaum je mit dem Objekt Ihrer Angst auseinander setzen müssen. Was nun den kleinen Hans angeht, so haben Sie gemerkt, dass seine Neurose in die Kategorie »Tierphobie mit größtmöglichem Handicap« fällt.

Jetzt mal Scherz beiseite, werden Sie sagen, schließlich sucht man das Objekt seiner Phobie ja nicht im Versandhauskatalog aus. Nein, die Entscheidung für ein bestimmtes Objekt fällt unbewusst und kann deshalb nicht willentlich kontrolliert werden; sie richtet sich danach, wie wirksam es die ursprüngliche Angst auslösende Situation heraufzubeschwören vermag, die ihrerseits durch das auf symbolisch-assoziativem Wege gefundene Objekt metaphorisch ersetzt wird, um es einmal so einfach wie möglich auszudrücken. Weil dieser Prozess untergründig verläuft und Sie nur das Resultat sehen, haben Sie den Eindruck, die Phobie habe Sie eines schönen Tages überfallen, ohne dass Sie etwas entschieden oder ausgewählt hätten (immerhin haben Sie »eines schönen Tages« gesagt, wie Sacha Guitry, unser großer Regisseur, Meister des Boulevardstücks und der Ironie, an dieser Stelle anmerken würde).

Kein Grund zur Verzweiflung, sollten Sie nicht zu diesen Persönlichkeiten gehören: Sie können die Entwicklung eines phobischen Symptoms durchaus beeinflussen; und selbst wenn es nicht in so reiner Form auftritt wie im ersten je beschriebenen Fall, so erzeugt es doch wohlige kalte Schauer. Wir brauchen dafür nur eine einfache Übung, und das Beste daran: Sie können sich jeden Tag an einer anderen Phobie laben. Das ist doch viel anregender als das langweilige Entsetzen vor Reptilien oder Vogelspinnen, das Sie nur in toten Flussarmen ferner Weltgegenden oder in unerforschten Urwäldern packt. Sie müssen sich einfach in jeder Alltagssituation das Schlimmste ausmalen, und das fällt Ihnen ja leicht, weil Ihnen dieses Talent quasi in die Wiege gelegt worden ist.

Ein Paradebeispiel und ein echtes Experimentierfeld für die Entstehung von Angstzuständen ist der Fahrstuhl. Für dieses Abenteuer wählen Sie ein modernes Modell aus feinstem Edelstahl, in dem Sie sich vorkommen wie in einem Tresor. Sobald ein melodischer Gong ertönt und die Kabinenwände sich geräuschlos um Sie schließen, sind alle Voraussetzungen dafür erfüllt, dass das Gefühl der unausweichlichen Katastrophe Sie überfallen kann. Als Erstes geben Sie sich den Assoziationen hin, die der hermetisch abgeschlossene Raum in Ihnen auslöst: Gefängnis, Sarg, U-Boot, Raumkapsel, Mutterleib. Im nächsten Schritt verwandelt sich die winzige Verzögerung beim Losfahren, wenn Sie sie nur auszukosten wissen, in eine lange Zeitklammer, die eine Vielzahl von Berechnungen zulässt. Wäh-

rend dieser bis in die Ewigkeit gedehnten Sekunden können Sie sich alle Albträume ins Gedächtnis rufen, in denen
der Fahrstuhl die Rolle Ihres Lieblingsfolterinstruments
gespielt hat. Dank der Beschaffenheit des Käfigs, in denen
es operiert, konnten Sie sich in unvergesslichen Nächten
schon ausmalen, wie die Kabine nach einem Kabelriss in
die Tiefe rast oder, eine originellere Vision, wie der Lift un-
gebremst in die Höhe schießt, bis er durch die Decke des
Schachtes bricht und Sie bis in die Wolken hinaufschleu-
dert – zwei Bilder, die den an Angstträume gewöhnten
Menschen vertraut sind und die sich die Erfindung der Ge-
brüder Otis zunutze machen. Die Psychoanalyse rechnet
sie zur Kategorie der Geburtsträume – zweifellos gibt es
angenehmere Varianten.

Der Start des Fahrstuhls setzt diesen wilden Fantasien
ein Ende, und nun müssen Sie sich nur noch vor dem zu-
fälligen Halt zwischen zwei Etagen fürchten (oder sollte
man sagen: darauf hoffen?). Richten Sie die Szene sorgfältig ein. Falls Sie diese erregende Erfahrung mit anderen tei-
len, stellen Sie sich zunächst ein peinlich berührtes Schweigen vor, dazu die sprechenden Blicke der Todgeweihten.
Diese Ihnen völlig Unbekannten, der Mann mit dem Ak-
tenkoffer, die mit Paketen beladene Dame, der Wachmann
aus dem Supermarkt, werden mit Ihnen – in der Logik des
Unbewussten wohlgemerkt – die Situation von Zwillingen
erleben, im vorliegenden Fall sogar eine Mehrlingsschwan-
gerschaft. Wenn der ungeplante Halt mit einem Stromaus-
fall einhergeht, wird das dunkle Gefühl, einen – dazu noch

ungastlichen – Uterus zu bewohnen, Ihren Adrenalinspiegel in ungeahnte Höhen jagen.

Durch eine kleine Simulationsübung können Sie die Wirkung dieser berauschenden Substanz jedoch noch deutlich intensivieren. Falls Ihnen in den nächsten Stunden oder Tagen niemand zu Hilfe kommt, wird Ihre Beziehung zu diesen Außerirdischen noch um einiges intimer. Kleinkindern gleich, die ja auch nicht in freiwilliger Gemeinschaft leben, werden Sie sich wie damals in der Krippe dem anregenden Austausch der Körpergerüche hingeben, Sie werden entsetzlich zusammengepfercht, einer über dem anderen liegen beim Schlafen, und das Töpfchenritual werden Sie in Gesellschaft vollziehen. Schon diese Aussicht sollte Sie an den Rand der Ohnmacht bringen, und wenn das noch nicht reicht, können Sie mit dumpfer Stimme das Sätzchen ausstoßen: »Ich ersticke!« und damit große Erfolge erzielen, denn in Verkennung der physikalischen Gesetze wird jeder einzelne Mitreisende glauben, der Sauerstoff gehe zur Neige, und so werden diese reizenden Menschen auf den Gedanken kommen, dass sie sich gegenseitig umbringen sollen, um sich einen zusätzlichen Atemzug des lebenserhaltenden Sauerstoffs zu sichern.

Bedenken Sie, dass diese Fahrt in die oberen Etagen genauso gut mit dem üblichen Signal der Türöffnung und einem höflichen »Schönen Tag noch« an die Runde hätte zu Ende gehen können. Wie banal! Dank Ihrer mentalen Übung wurde aus dieser kleinen Reise mit ihrer traurigen Alltäglichkeit für einige Sekunden ein abenteuerliches

Schlachtfeld, die Wände verkratzt und blutbeschmiert, der Boden mit Leichen und Exkrementen bedeckt.

Angesichts dieser gründlich durchdachten Aussicht sollten Sie sich entschließen, nur noch die Treppen zu benutzen, ohne Rücksicht darauf, bis zu welcher Etage Sie steigen müssen. Denken sie daran, wie gut das Ihrem Herzen tut und wie straff Bauch- und Gesäßmuskeln werden, und danken Sie dem Verfasser.

Auch die öffentlichen Verkehrsmittel eignen sich ausgezeichnet dazu, Panik in jeder Form zu kultivieren. Boykottieren Sie ab sofort den Bus, denn für eine Phobie bringt er gar nichts: Die schönen großen Glasfenster, durch die Sie die Außenwelt sehen können, verhindern die Ausarbeitung hochwertiger Fantasiebilder sogar dann, wenn Sie sich eine unwahrscheinliche Geiselnahme vorstellen, für die Ihnen die Geschehnisse im Ausland freundlicherweise ein plastisches Bild geliefert haben. Die U-Bahn dagegen hält wahre Schätze bereit. Zunächst einmal ist da die Nähe zu Freuds phobischem Objekt, dem Bahnsteig, auf dem sich die Reisenden drängen; eine hübsche Metapher, die an die Ufer des Styx erinnert. Hinzu kommt ihr unterirdisches Netz, die durch trübe Funzeln notdürftig beleuchteten Stollen, in denen sich nachts die Ratten tummeln: der ideale Nährboden für Ihre Fantasien. Ein zufälliger Halt zwischen zwei Stationen setzt ähnliche quälende Vorstellungen frei wie der oben erwähnte Fahrstuhl, und außerdem ließe sich aus dem persönlichen Szenario eine Superproduktion à la Hollywood entwickeln. Wir brauchen uns nicht weiter damit aufzuhalten, denn Sie wissen selbst am besten, wie Sie die Situation ausschlachten können, noch dazu mit einer unvergleichlichen Fülle an Mitteln, nämlich einer riesigen und spottbilligen Komparserie. Vielleicht liebäugeln Sie ja auch mit der Idee, dass die Türen sich schließen, während Sie gerade einsteigen, und dass der Zug Sie mitschleift; erst mit dem tödlichen Schlag am Tunneleingang endet Ihr verzweifelter Lauf – auch dieser Gedanke sei Ihnen unbenommen. Allerdings sind derartige Unfälle so selten, dass sich eine ernsthafte Beschäftigung damit eigentlich gar nicht lohnt. Selbst die Phobie hat ihre Grenzen. Konzentrieren Sie Ihr dramatisches Talent lieber auf das Warten auf dem Bahnsteig, denn das ist wirklich ergiebig. Sie können sich die nahezu ideale Situation vorstellen, Sie wären wie in einem Sandwich zwischen zwei zusammenkommenden Gefahren eingeklemmt: Vor Ihnen liegen die gleißenden Schienen mit ihren Starkstromkabeln, die der verhängnisvolle Zug mit dem Charon in der Uniform der Stadtwerke erzittern lässt, und hinter Ihnen reibt sich ein von Mordlust getriebener Psychopath die Hände und grinst in der Vorfreude darauf, dass er Sie gleich aufs Gleis stoßen wird. Ob Penner, Säufer, Verbrecher, das spielt keine Rolle – der *Andere*, der sich nicht mehr damit begnügt, Sie mit seinen Erfolgen an die Wand zu drücken, hat jetzt ein völlig neues Gesicht angenommen. Zwar zeigen die Werbeplakate in der Station immer noch sein zähnebleckendes Lächeln, doch ist er allgegenwärtig und wie immer schneller als Sie; unter der grimassierenden Maske des gefährlichen Irren trachtet er

Ihnen nach dem Leben und will Sie wahrhaftig in Hackfleisch verwandeln. Diese Aussicht sollte genügen, dass Sie auf dem Absatz kehrtmachen und ungeachtet der überflüssigen Ausgabe für die Fahrkarte die Treppe hinaufstürmen, stehen Sie doch ebenso unter Druck wie ein Schwammtaucher, der mit angehaltenem Atem 20 Meter tief getaucht ist.

Ab sofort sind Sie zu Fuß unterwegs, jetzt ist Schluss damit, wie eine Kellerassel in den Eingeweiden der Großstadt umherzukriechen: weitere Ersparnisse, weiterer Gewinn für Herz und Muskeln, weiterer Dank an den Verfasser.

Und was die Luftfahrt angeht, so muss man Sie nicht erst auffordern, schon beim kleinsten verdächtigen Geräusch die undurchdringliche Miene der Stewardess zu ergründen und das erwartete Anzeichen von Angst zu entdecken, die Panik, die unter dem angestrengten Lächeln hochprofessionell versteckt wird, den winzigen Schweißtropfen, der von den zusammengebundenen Haaren perlt. Auf Flugreisen, deren natürliche Eignung zum Schüren von Phobien bereits hinlänglich berühmt geworden ist, muss ich Ihnen kein Loblied mehr singen. Denken Sie einfach nur an den oft zitierten Satz: »Ganz egal, was passiert, oben geblieben ist noch keiner«, und prüfen Sie, ob der Satz Sie beruhigen kann. Helfen Ihnen die Statistiken, denen zufolge der Hauptgewinn im Lotto wahrscheinlicher ist als der Tod bei einem Flugzeugabsturz? Mit Ihrem sagenhaften Optimismus werden Sie sich sofort für die zweite Hypothese entscheiden und damit wieder einmal Ihrem guten Stern vertrauen.

Gestrichen sind also die Charterflüge mit alkoholisierten Piloten im Ruhestand, die Kreuzfahrten an Bord einer neuen *Titanic*, die Busreisen mit übermüdeten und vom Abgrund unwiderstehlich angezogenen Fahrern. Damit beschränkt Ihr Aktionsradius sich auf die einzige Reise, die Ihr hoch entwickeltes Symptom Ihnen erlaubt und auf die Xavier de Maistre in seinem Werk *Die Reise um mein Zimmer* ein Loblied singt: das Erkunden der eigenen vier Wände. Aber ist das nicht genau das, was Sie sich im Grunde Ihrer Seele schon immer gewünscht haben?

Pfui Spinne!

Phobische Angst hat keinen realen Anlass, und deshalb können Sie sich nur schwer davon befreien, wenn Sie erst einmal davon gepackt worden sind. Wie oft haben Sie sich nicht schon in den anheimelnden Halbdämmer Ihres Zimmers geflüchtet? Wie oft haben Sie nicht schon geglaubt, Sie könnten einer Panikattacke entgehen, wenn Sie einfach im Bett liegen bleiben? Ziemlich oft und völlig vergeblich, wie Sie sich eingestehen müssen, denn das hässliche Gefühl ist feucht und eisig zu Ihnen unter die schützende Decke gekrochen. Und genau deshalb wurde die Phobie erfunden: Damit die namenlose Angst, deren Ursprung Ihrem Bewusstsein schon lange nicht mehr zugänglich ist, zur Furcht vor einem leicht identifizierbaren und dadurch sogar vermeidbaren Objekt werden kann; zum Kondensator des Unsagbaren, zum Ausdruck des Unsichtbaren. Wenn die Angst die fest umrissenen Formen eines Tieres, eines Objekts oder einer konkreten Situation annimmt, kann sie wie ein eingesperrtes Raubtier auf erträgliche Distanz gehalten werden. Jetzt ist man den Flammen der Hölle nicht mehr schutzlos ausgesetzt, der Schere der Matrone als Strafe für hemmungsloses Onanieren, der wohlverdienten Geißelung als Buße für ein inzestuöses Begehren. Und Sie wollten sich ernsthaft eines so perfekt funktionierenden Instruments berauben?

Nehmen wir ein im Kern einfaches, ja schon karikaturhaftes Beispiel, das Ihnen aber doch die Vorstellung davon vermittelt, wie es von der traumatischen Szene zur Wahl eines phobischen Objektes kommen kann. Erinnern Sie sich: Sie waren noch ganz klein, als Sie ungewöhnliche Geräusche aus dem Schlafzimmer Ihrer Eltern hörten und dort eindrangen, um den Ursprung des beunruhigenden Stöhnens zu erkunden. Was für ein Schauspiel bot sich da Ihren Augen! Ihre Mutter, Ihre überaus respektable Mutter, Ihr einziges, Ihr reines Liebesobjekt, ritt zerzaust und stöhnend auf Ihrem Vater, dem strengen Vertreter der Obrigkeit! Welche Gewalt tat Ihr Erzeuger ihr an, dass sie derartige Schmerzensschreie ausstieß, oder, noch weniger erträglich, welche Lust empfanden die beiden bei diesen obszönen Turnübungen? Ihr Herz klopfte zum Zerspringen, als Sie die Tür hinter diesem höllischen Spuk schlossen, zweifellos nach einer heftigen Aufforderung durch die beiden schweißgebadeten Schreckensgestalten, die Sie in ihrem Sündenpfuhl überrascht hatten. Sie rannten in den Garten, und auf dem Weg sahen Sie eine dieser Spinnen in ihrem Netz, wie sie im Frühling an den Hausecken auftauchen. Der schwarze Körper war ebenso behaart wie der mächtige Oberkörper Ihres Erzeugers, die acht Beine erinnerten Sie ganz deutlich an die ineinander verschlungenen Gliedmaßen, die Sie gerade gesehen hatten, und all das ließ Sie in namenlosem Entsetzen erstarren. Von dem Moment an war Ihr Schicksal besiegelt, das phobische Objekt gebildet, die Spinnenversion des Tieres mit den zwei Rücken: Von nun an würde jeder Achtfüßler Sie metaphorisch an Ihr Eindringen in die elterliche Intimität erinnern und auf diese Weise alles ins Unterbewusstsein verbannen, was die von Freud als »Urszene« bezeichnete Szene damals an Fragen und schmerzhaften Gefühlen in Ihnen ausgelöst hatte. Ab jetzt würde schon der Anblick einer Spinne oder auch nur die Erinnerung daran Panik in Ihnen wecken, eine abgeschwächte Version des emotionalen Aufruhrs, den Ihre Begegnung mit der Wirklichkeit der Sexualität in Ihnen hervorgerufen hatte. Verdrängt ist die traumatische Szene, vergessen der schmerzhafte Beweis dafür, dass Sie doch nicht das einzige Liebesobjekt Ihrer Mutter waren, wie Sie gedacht hatten, die bittere Erkenntnis, wie kümmerlich Ihre Geschlechtsorgane im Vergleich zu denen Ihres Vaters waren, zerstoben Ihre dürftigen kindlichen Sexualtheorien, mit denen Sie einst versuchten, das Geheimnis von Paarung und Zeugung aufzudecken. Von all dem bleibt nur der Affekt des Entsetzens, verlagert auf das Tierchen in seinem Seidennetz.

Ein abschließender Vergleich macht sehr schnell deutlich, wie viel Geld und Zeit Sie sparen, wenn Sie solche Symptome züchten, statt jahrelang nach den Ursachen der Angst zu forschen, die so sorgfältig in der Vorratskammer Ihres Unbewussten verstaut wurde. Wollen Sie dieses Wattepolster zwischen sich und der grausamen Realität wirklich entfernen? Ganz abgesehen von einem weiteren Vorteil: Ehre und Würde Ihrer Erzeuger bleiben für immer unangetastet. Und kann man die Investition in eine jahrelange Therapie wirklich mit dem simplen Kauf eines Insektensprays vergleichen?

5

Zwangsstörungen – die unvergleichliche Würze des Lebens

Zwangssymptome sind eine nicht zu vernachlässigende Zutat, wenn man dem bewährten Leitsatz treu bleiben will: »Warum einfach, wenn's auch kompliziert geht?« Ohne bis zur Zwangshandlung gehen zu wollen, dieser zwanghaften Störung, die Sie ganz eindeutig am Leben hindert – ein Ziel, für das unser Ehrgeiz nun doch nicht ausreicht –, kann ein ordentlicher Cocktail aus strengen Ritualen, angereichert mit einem Tropfen Zweifel und einer Prise Gewissensbisse, Ihrer Existenz durchaus zusätzliche Würze verleihen.

Denn wenn ein Zwangsneurotiker sich einer Sache gewiss ist, dann ist es sein Zweifel. An dem zweifelt er nicht. Dieses heimtückische Gefühl führt zu pausenlosen Überprüfungen und aufregenden Ritualen, es infiziert alle Dinge, Handlungen und Gedanken, vom Gaszähler bis zur Verliebtheit. Ist das nicht eine tolle Sache! Wollen Sie wirklich auf ein solch Schwindel erregendes Gefühl verzichten, das Sie und Ihren Alltag ständig beherrscht? Überlegen Sie doch einmal, wie positiv diese geistige Gymnastik sich auf Ihr Denkvermögen auswirken wird, wenn Sie sich von kindlichen Gewissheiten lossagen, um stattdessen jede einzelne Handlung zu hinterfragen. Diese Übung wird Sie wirklich bereichern, meinen Sie nicht auch? An die Stelle des täglichen Einerleis tritt ein Spiegelkabinett mit garantierter ästhetischer Wirkung: Als Ihr eigener Zuschauer sehen Sie sich beim Ausführen der fraglichen Handlung zu. Dieses vervielfältigte Bild wird Ihr kritisches Bewusstsein schärfen, dieses Einfallstor für alle Kontrollen, alle erdenklichen Verfeinerungen, alle nur möglichen Verzögerungsmanöver. Von nun an wird Ihre Existenz unter dem Motto des Fragezeichens stehen, dieser eleganten Form, vor der jede Sicherheit ins Wanken gerät. »Liebe ich ihn auch ehrlich?« »Habe ich meine Schlüssel tatsächlich eingesteckt?« »Habe ich die Tür denn auch abgeschlossen?« »Bin ich dieser Aufgabe wirklich gewachsen?« – diese und Hunderte weiterer Fragen werden von nun an Ihr Leben strukturieren.

Befassen wir uns aber zunächst mit dem Ursprung dieser Mechanismen: Freud führt uns in die von ihm als anale Stufe bezeichnete Entwicklungsphase zurück, in der Sie auf subtile Weise mit den mütterlichen Erwartungen und Hoffnungen spielen konnten. Würden Sie Ihrem einzigen Liebesobjekt das erwartete Geschenk, das feierlich auf dem Boden eines kleinen Topfes deponiert wurde, gewähren oder es zurückhalten? Alles, was sich damals zwischen Ihrer Mutter und Ihnen abspielte, finden Sie heute als unterdrückte Aggressivität, als Zurückhaltung Ihrer Ideen, als Interesse für Geldscheine, als Prokrastination (die klinische Form der ewigen Aufschieberitis), kurz, als Form intellektueller Strategiespiele, die Ihren psychischen Apparat so stark vereinnahmen, dass Sie bisweilen den diffusen Eindruck haben, Ihre Gehirnlappen würden ähnlich funktionieren wie Ihre Darmschlingen.

Was für ein Fortschritt! Können Sie erkennen, welchen Weg wir mit einem Sprung von wenigen Jahren zurückgelegt haben? Er ist mit dem vergleichbar, der den Menschen des 21. Jahrhunderts von seiner Vorfahrin Lucy, der stark behaarten Zwergin, trennt. Wenn man es recht überlegt: Muss man die Verwandlung der Exkremente in ein Geschenk nicht ebenso bewundern wie die Verwandlung eines riesigen Wasserfalls in elektrische Energie?

Wie überall, so ist natürlich auch hier ein Preis zu zahlen: Dieser geistige Entwicklungsschritt hat den Nachteil, dass er Sie durch die extremen Anforderungen, die mit ihm verbunden sind, gelegentlich zu einem unaufhörlichen Abwägen des Für und Wider treibt – das ist nun einmal die Kehrseite des akribischen Denkens.

Kostbare kleine Katastrophen

Ein x-beliebiges Beispiel: Sie wollen mit Freunden einen angenehmen Abend im Kino verbringen. Sie haben also die Wohnung verlassen, nachdem Sie alle Türschlösser überprüft, Ihre Manteltasche nach Portemonnaie und Schlüssel abgetastet, alle Lichter gelöscht und den Zustand sämtlicher Armaturen kontrolliert haben. Wer wollte Ihnen ein

derart ausgeprägtes Verantwortungsbewusstsein übel nehmen? Der einzige Schwachpunkt: Wegen der – in Ihren Augen immer noch lückenhaften – Kontrollen können Sie Ihre
Verabredung kaum noch pünktlich einhalten und bis zum
Vorstellungsbeginn im Kino sein, Sie sind also zu gesund-
heitsförderndem Joggen gezwungen. Ihnen ist völlig bewusst, dass Sie die aus gutem Grund so wichtigen Basis-
kontrollen nur oberflächlich durchführen konnten. Sie haben die Einrichtungen, die Sie mit Strom, Wasser, Infor-
mationen und Wärme versorgen, nicht nach allen Regeln
der Kunst überprüft – ein Dorn in Ihrem Fuß, ein Handicap
bei Ihrem Wettlauf gegen die Zeit, bis Sie schließlich vor
dem Multiplex-Kino anlangen. Immerhin haben Sie es gerade noch geschafft. Machen Sie es sich bequem, begrüßen
Sie Ihre Freunde, und kommen Sie wieder zu Atem; der
Film fängt an. Können Sie sich nun den verfilmten Fan-
tasiebildern hingeben, die Sie aus der langweiligen Alltags-
realität holen möchten? Ganz gewiss nicht, denn der eben
erwähnte Dorn hat in Rekordzeit eine Entzündung herbei-
geführt und hat sich zu einem nagenden Zweifel ausge-
wachsen. Und schon bescheren die zwanghaften Gedanken
Ihnen höchsten Genuss: Als Filmkenner müssen Sie sich
jetzt nur noch für eine der zahlreichen Möglichkeiten auf
Ihrer Liste entscheiden: Da wäre einmal der klassische Topf
mit Milch, auf höchster Stufe erhitzt und dann vergessen,
worauf Ihre Nachbarn während der anderthalbstündigen
Vorstellung ein Remake des *Flammenden Infernos* erleben.
Oder stellen Sie sich Ihre überlaufende Badewanne vor, de-

ren gewaltige Fluten an Marilyns unvergesslichen Auftritt in *Niagara* erinnern und Ihrer gepflegten Wohnung das Aussehen von einem Gang in der Dritten Klasse der *Titanic* in der Nacht des Untergangs verleihen. Wird der schlecht verschraubte und bei Ihrer Inspektion übersehene Gashahn Ihr Stadtviertel in eine noch nie gezeigte Fassung von Mark Robsons *Erdbeben* verwickeln? Dank Ihrer Filmkenntnisse können Sie sich alle nur denkbaren Varianten vor Augen führen, und wenn Sie es geschickt genug anstellen, werden Sie den Kinosaal unter den besorgten Blicken Ihrer Freunde fluchtartig verlassen, um eine weitere Runde zu joggen.

In der friedlichen und behaglichen Atmosphäre Ihrer eigenen vier Wände, die von den in Ihrer Fantasie heraufbeschworenen zehn Plagen Ägyptens verschont wurden, und die Sie daher völlig intakt vorgefunden haben, können Sie jetzt ganz entspannt darüber meditieren, wie nützlich der sorgsam gehegte Zweifel für Ihre sportlichen Aktivitäten und damit Ihr Herz ist.

Es ist jedoch nicht nötig, dass Sie systematisch dieses Extrem ansteuern. Sie können den quälenden Zweifel, der Sie dazu brachte, sich im Laufschritt aus der Öffentlichkeit zu entfernen, durchaus auch bei sich zu Hause nähren. Können Sie ruhig schlafen, wenn die für Ihren wichtigen Termin am nächsten Morgen erforderlichen Papiere nicht tadellos geordnet sind? Nur zu, stehen Sie auf, und kontrollieren Sie sie noch einmal, und bei dieser Gelegenheit können Sie auch gleich sicherstellen, dass sich im Fall eines nächtlichen Sturms keine Wassermassen durch das angelehnte Badezimmerfenster in die Wohnung ergießen: Da Sie nun schon einmal aufgestanden sind, können Sie auch noch die richtige Einstellung des Radioweckers überprüfen. Sie haben das schon vor dem Schlafengehen gemacht? Sind Sie sich da ganz sicher? Eigentlich nicht, oder? Und fehlen für eine sorgfältige Zahnpflege nicht noch einige wertvolle Sekunden? Wird der Krümel, der der Mehrkopfzahnbürste entgangen ist, sich nicht heimtückisch an die Aushöhlung eines Backenzahns machen? Sollten Sie der Sache nicht lieber noch einmal nachgehen, statt in unverzeihlichem Leichtsinn schlafen zu gehen und Ihrem Zahnchirurgen unnötig Geld in den Rachen zu werfen? Wenn also zwei Vorsichtsmaßnahmen besser sind als eine, wie wäre es dann erst mit zehn? Und da wir schon bei den Zahlen sind, könnten Sie sich in der nächtlichen Stille doch auch fragen, wie viel drei mal drei mal drei ist? Und wie wäre es mit der Viererpotenz und dann der Fünferpotenz? Am Ende Ihrer schlaflosen Nacht sind Sie der Vollkommenheit ganz nah, und das gilt für Ihr berufliches Gewissen ebenso wie für das Kopfrechnen, die Sicherheit und die Körperpflege.

Danken Sie Ihrem Über-Ich

Im vorigen Abschnitt hat der Verfasser Sie durch seine hinterhältigen Fragen zu endlosen Kontrollhandlungen aufgehetzt; er hat sich zur Stimme einer psychischen Instanz gemacht, des Über-Ichs. Das also ist die leise Stimme, die

Ihnen in schlaflosen Nächten ständig in den Ohren liegt. Der Wert dieser schönen Erfindung: Der Zensor, der Motor des Zweifels, der Kommandant, muss nicht persönlich anwesend sein. Das laut Freud als Kontrolllampe *introjizierte* Über-Ich steht Tag und Nacht bereit, damit Sie sich seinem Willen unterwerfen können, wann immer Sie das wünschen. Dieser kleine Industriezweig ist immer für den Kriegsfall gerüstet, und in seinen Hallen lagern die elterlichen Verbote, die Ihre frühe Kindheit prägten und sich praktisch auf jede Form der Befriedigung bezogen, getreu dem ausgezeichneten Grundsatz, dass das Gute auf jeden Fall schlecht sein muss. Dazu kommen noch die gesellschaftlichen Verbote, die die gute Organisation unseres Gemeinschaftslebens hervorgebracht hat; Freuds Theorie zufolge verdanken wir ihnen die kulturelle Entwicklung, aber auch die Neurosen. Wie man sieht, verfügt die Über-Ich-Industrie über bedeutende Lagerkapazitäten.

In unseren unruhigen Zeiten, in denen die echten Werte heftigen Angriffen ausgesetzt sind, die Autorität in einer tiefen Krise steckt, die Gleichgültigkeit alles bestimmt – wer wollte da über eine psychische Instanz klagen, die sich dem Erhalt der gesunden Einschränkungen von damals verschrieben hat, wer wollte diese Instanz aufweichen, deren besondere Qualität doch gerade in ihrer Härte liegt?

Freud hat uns auch gelehrt, dass die seelischen Störungen in den meisten Fällen einfach Übertreibungen normaler Verhaltensweisen sind. Sie brauchen sich also nicht übermäßig zu beunruhigen. Auch die Zwangsrituale sind nur eine um den Faktor zehn verstärkte Ausformung der Fähigkeit, die Dinge zu systematisieren, zu organisieren, zu isolieren und dadurch exakt, also wirklich gut zu arbeiten. Wohin sollte die Übertreibung guter Qualität denn führen, wenn nicht zu optimaler Qualität? Verbannen Sie die Zwangssymptome also nicht aus Ihrem Arsenal, ganz im Gegenteil. Wie Sie schon ahnen, bringt diese Haltung bei richtiger Pflege drei Vorteile: Sie werden zum loyalen Wächter der von Ihren Eltern vererbten Werte und bezeugen ihnen damit den geschuldeten Respekt; Sie machen sich das Leben wesentlich schwerer und kommen Ihrem unbewussten Ziel damit ein gutes Stück näher, und *last, but not least,* Sie können den stets präsenten *Anderen* kritisieren, der einmal, ein einziges Mal – danken Sie Ihrem Symptom! – auf keinen Fall in der Lage sein wird, eine Aufgabe so perfekt zu erledigen, wie Sie das tun.

Und was können Sie den neidischen Anhängern der psychoanalytischen Literatur entgegnen, die sich unter Berufung auf Freud über die Analfixierung mokieren, die sie hinter Ihrem makellosen Lebenswandel wahrzunehmen glauben? Ganz einfach: Dass Sie es durch Ihren unablässigen Kampf geschafft haben, die Relikte jener Lebensphase, die in jedem von uns die Tendenz zu Unordnung und Unsauberkeit hinterlassen hat, in pures Gold verwandeln. Das gereicht Ihnen doch zur Ehre. Und Sie werden diesen Goldbatzen nicht an irgendeinen Arzt verschleudern, dem es nur darum geht, auf Kosten Ihres Wohls seinem zwanghaften Sammeltrieb zu frönen und Preziosen anzuhäufen!

6

Rausch des sexuellen Versagens

Nachdem wir die Urszene bereits abgehandelt haben,
widmen wir uns jetzt einem weiteren wesentlichen Aspekt
unseres Gefühlslebens: den sexuellen Beziehungen. Ist das
nicht ein Feld, auf dem wir unsere mit Versagensangst
gepaarten Minderwertigkeitskomplexe voll ausleben können? Natürlich stellt diese Frage sich nicht für den *Anderen*, der gerade von seinem Plakat an der U-Bahn-Halte-
stelle herabgestiegen ist: Schon mit dem ersten Blick hat er
seine Partnerin (die vom Plakat nebenan) für sich gewon-
nen; im weiteren Verlaufe der Nacht wird sie zwischen zer-
knüllten Laken eine umwerfende Feststellung keuchen,
und in ihrer Ekstase kann sie kaum auf die Frage des
Schönlings antworten: »Und? Glücklich?« Das ist die Szene, ob Urszene oder nicht, die Ihnen von vornherein den
Wind aus den Segeln nimmt, bittere Frucht Ihrer Einbil-
dungskraft, von der Sie jeden Tag kosten müssen und gegen
die kein Spinnennetz der Welt Sie abschirmt. Denn dieser
Andere im Lacanschen Sinne kennt keine Hemmungen.
Was heißt das? Ganz einfach, Sie fantasieren ihn als je-
manden, der der primären Kastration entgangen ist, dem

Schicksal also, das jedes den Gesetzen der Sprache unterworfene Subjekt erleidet.

Wie bitte, werden Sie sagen, gerade diese Dimension, die uns von den Tieren unterscheidet, die uns zu denkenden Wesen macht, zu den Herrschern der Welt, diese Fähigkeit zu sprechen, die dem Denken zugrunde liegt, soll in Wirklichkeit eine Wunde sein? Leider ja. Und auch damit kann man ein depressives Symptom so gut nähren, dass es sich bis zum Darmverschluss auswachsen kann.

Etwas mehr über diesen Schwachpunkt erfahren wir bei Lacan; er nimmt die Psychoanalyse dort auf, wo Freud aufhört, und konzentriert sich besonders auf die entscheidende Rolle des Sprechens für das Funktionieren unserer Psyche. In seiner großen Güte wird der Verfasser Ihnen die Ausführungen des Meisters zum Begriff des Signifikanten ersparen, dieses jenseits des Wortes Liegende, »*das das Subjekt für einen anderen Signifikanten bedeutet*«. Sie sehen, was er Ihnen abgenommen hat. Rufen Sie sich einfach in Erinnerung, dass Lacan die Sprache als Begründerin des Subjekts betrachtet und dass Sie auf der Basis dieses Postulats unerschrocken behaupten können (stellen Sie sich doch nur Ihre Erfolge bei Abendgesellschaften vor), dass alles Sprache ist, auch Ihr Körper und die ganze Reihe von Symptomen, die er hervorbringt. Die Selbstbeherrschung, das Ich als synthetisierende, einigende Instanz, die schon bei Freud schlecht weggekommen sind, kommen bei Lacan endgültig an den Pranger.

Und doch wird die neu erworbene Gewissheit, dass wir

alle uns unter das Joch des Signifikanten beugen müssen, uns nicht von der Unterstellung abhalten, der *Andere* sei diesem Prozess entgangen. Optimistisch wie immer glauben Sie, der *Andere* habe diese durch die Sprache verursachte Spaltung und den damit verbundenen ursprünglichen Verlust nicht erlitten: Den größten Teil der Zeit empfinden Sie ihn, anders als sich selbst, als intaktes Subjekt. Und das gilt besonders für die Sexualität und den damit verbundenen Zweikampf, bei dem die mannhaften Gegner aufeinander stoßen, im ohrenbetäubenden Lärm ihrer aneinander schlagenden Schilde und zersplitternden Lanzen.

Die Überraschungen der Liebe

Ein weiterer Lacanscher Aphorismus, demzufolge Mann und Frau kein Verhältnis miteinander haben können, eignet sich besonders, Ihre natürliche Neigung zum Optimismus zu fördern. Nehmen Sie den Satz wörtlich, wenn er Ihren innersten Wünschen entspricht, und stellen Sie sich eine Welt vor, bevölkert von Nonnen und Eremiten, die der Fleischeslust auf immer entsagt haben. Allerdings will der berühmte Psychoanalytiker damit sagen, dass es zwischen Männern und Frauen keine im mathematischen Sinne quantifizierbaren Beziehungen gibt. Wenn die Frage des Phallus auch beide Geschlechter gleichermaßen betrifft, so sind ihre Fantasiewelten doch alles andere als komplementär, und das sind sie noch weniger in ihrer Beziehung zueinander; wollte man weiter gehen, so könnte man sagen, dass ihre – vor allem sexuelle – Begegnung ein einziges Missverständnis ist. Hat dieser Gedanke nicht etwas Beruhigendes? Der Titel eines vor kurzem erschienenen Buches liefert Ihnen eine genauere Vorstellung davon, was Lacans Gedanke eigentlich bedeutet: *Männer sind vom Mars, Frauen von der Venus.*

Ein hypothetisches Beispiel: Sie liegen mit dem Objekt Ihrer Begierde im Bett und befinden sich dabei in Ihrer Fantasie auf einer wunderschönen Blumenwiese, wo Sie Nektar vom Körper Ihrer bezaubernden Gefährtin saugen – wie eine Hummel, die von Blüte zu Blüte taumelt, während sie ihrerseits sich tausend Meilen von Ihrem Märchengarten entfernt im feucht-fiebrigen Dschungel genussvoll der Attacke eines Gorillas hingibt.

Hier kommen wir nicht um eine Freudsche These herum: In der Kindheit fühlen sich beide Geschlechter benachteiligt. Das Mädchen vermisst dunkel das männliche Attribut, das die Natur ihr vorenthalten hat (Freud spricht von *Penisneid*), und der Junge fürchtet real und symbolisch den Verlust dessen, was ihn zum Angehörigen des starken Geschlechts macht. Keiner ist wirklich zufrieden mit dem, was er hat, und später, bei der ersten sexuellen Begegnung, wird das Risiko einer Panne umso größer, als die schlecht verarbeiteten Frustationsgefühle, die beide Seiten zur Weißglut bringen, sich in gefährlicher Nähe einer Lagerstatt wiederfinden. Zugegeben, das Ganze kann auch harmonisch ver-

laufen (vor allem bei dem *Anderen*), aber interessiert diese
Seite des Themas wirklich?

Das Fiasko als Posse

Lassen wir zunächst einmal das so genannte schwache Geschlecht, das Freud beruhigend als »*den dunklen Kontinent
der weiblichen Sexualität*« bezeichnet, außer Acht und
wenden uns dem männlichen Partner zu, dessen Hemmungen ebenso wie seine Attribute wesentlich deutlicher in
Erscheinung treten. Sollten Sie zu der überwältigenden
Mehrheit gehören, für die Sexualität nicht selbstverständlich ist, so werden Sie sich die Gelegenheit zu einer ordentlichen Verzweiflung nicht entgehen lassen. Sie haben erkannt, dass Sexualität tiefe Ängste hervorrufen kann, da sie
mit dem Unbewussten sozusagen durch einen direkten
Draht verbunden ist. Mit dieser Gewissheit im Gepäck können Sie die Quelle einer möglichen außerordentlichen Befriedigung ohne große Mühe in neurotische Angst umwan-
deln. Als Unterstützung gibt der Verfasser Ihnen einen
sibyllinischen Satz an die Hand, und wenn Sie ihn als Man-
tra in Ihrem Inneren pausenlos wiederholen, haben Sie große Chancen, gleich einem Stendhalschen Helden ein kom-
plettes Fiasko zu erleben. Die magischen Kräfte des Satzes
»Bin ich gut genug?« wirken genauso stark wie die berühmten blauen Pillen unserer Zeit, allerdings genau umgekehrt wie jenes moderne Arzneimittel.

Einzelheiten zur Anwendung finden Sie in den Theaterstücken des Georges Feydeau, doch bevor Sie sich an den aberwitzigen Verwicklungen seiner Komödien ergötzen, sollten Sie wissen, dass der Autor sein Leben in völliger geistiger Umnachtung beendet hat; er hielt sich für ein Kalb und weidete auf dem Perserteppich seines Salons. Mit diesem Bild im Hinterkopf werden Sie unter Garantie nicht mehr so laut über seine Lustspiele lachen.

In einem seiner bekanntesten Stücke, *Der Floh im Ohr*, zeigt Feydeau einen braven Bürger, der seinen Freund, einen Arzt, wegen eines sexuellen Problems um Rat bittet. Der brave Bürger heißt Chandebise, der Arzt Finache. Machen wir es uns also vorne im Parkett bequem, und beobachten wir im Licht der Eingangsszene, wie wir von der Dreifaltigkeit Freud-Feydeau-Finache die Kunst erlernen können, ein sexuelles Problem zu voller Blüte zu bringen.

Hier der entscheidende Auszug:

CHANDEBISE: Ich frage Sie, ob Sie das Stück »Haben Sie nichts zu verzollen?« gesehen haben.

FINACHE: (*genießerisch*): Unter uns gesagt … Ich war in meiner Loge nicht allein, deshalb …

CHANDEBISE: (*lachend*): Aha, Sie haben also nicht alles gesehen.

FINACHE: (*lachend*): So ist es!

CHANDEBISE: Egal! Wahrscheinlich haben Sie mitbekommen, dass es um ein junges Paar auf Hochzeitsreise geht. Er bringt ihr gerade die Grundregeln der ehelichen Grammatik bei, als mitten in der praktischen Anwendung plötzlich ein Zöllner erscheint: »Haben Sie nichts zu verzollen?« Und damit ist natürlich alles gelaufen.

FINACHE: Ach ja, an die Stelle erinnere ich mich … vage.

CHANDEBISE: Vage? … Na ja, daran sieht man, dass in Ihrer Loge kein Zöllner aufgetaucht ist.

FINACHE: Nein, bestimmt nicht!

CHANDEBISE: Nun gut. Für den jungen Mann wird diese Begegnung mit dem Zöllner zur Zwangsvorstellung! Immer wenn er seiner jungen Frau den Rest der Lektion erklären will, hört er den Zöllner mit seinem »Haben Sie nichts zu verzollen?« Und schon ist es vorbei!

FINACHE: So ein Pech.

CHANDEBISE: Allerdings! Und genau das passiert mir mit meiner Frau.

FINACHE: Wie bitte?!

CHANDEBISE: Jawohl! Eines schönen Tages … oder vielmehr einer schlechten Nacht, einen Monat später, war ich nämlich den Reizen meiner Frau wieder einmal völlig erlegen, und ihr war das nicht entgangen. Bis plötzlich, ich weiß auch nicht, wieso …

FINACHE: … der Zöllner hereinkommt?

CHANDEBISE: Ja. Wie? Was? Nein, natürlich nicht … Aber es ist wie eine Krankheit, wie ein Leid, ich weiß nicht, plötzlich hatte ich das Gefühl, ich wäre … ein Kind, ein ganz kleines Kind!

FINACHE: Teufel! Das ist hart!

CHANDEBISE: Das kann man wohl sagen. Aber zunächst hat mich das gar nicht allzu sehr aufgeregt, schließlich kann ich auf glorreiche Taten zurückblicken! Ich sage mir: Wenn es heute nichts wird, dann ist eben morgen der Tag der Revanche!

FINACHE: Na also! So ist es im Krieg nun mal!

CHANDEBISE: Ganz recht! Aber am nächsten Abend schießt mir plötzlich der unselige Gedanke durch den Kopf: »Vorsicht jetzt! Was ist, wenn es mir heute genauso geht wie gestern?« Wie dumm, sich so ein Zeug in den Kopf zu setzen, gerade dann, wenn man sein Selbstvertrauen braucht! … Und natürlich muss es so kommen! Ich mache mir Sorgen, und schon ist es passiert, genau wie vorher. Totale Pleite!

FINACHE: Armer Chandebise!

CHANDEBISE: Genau, armer Chandebise! Jetzt ist es nämlich vorbei, jetzt ist es eine fixe Idee! Ich frag mich schon gar nicht mehr: »Wie ist es wohl heute Abend?« Nein, ich sage mir: »Heute Abend wird es wieder nichts!« Und genauso kommt es dann auch.

FINACHE: Ja, während Sie nur …

CHANDEBISE: Wie bitte? Also wirklich, Finache! Ich bin jetzt nicht zu Scherzen aufgelegt.

Genug gelacht über das Versagen von Chandebise. Schälen wir uns aus unserem roten Plüschsitz, und gehen wir die Szene noch einmal durch. Hinter der äußeren Hülle der frivolen Posse steckt ein geradezu beispielhaftes klinisches Lehrstück. Alles ist da, von dem quälenden Refrain über das Eingreifen eines imaginären Dritten als Vertreter des

Über-Ich bis zum unvermeidlichen Mechanismus, der das Versagen auslöst. Ein Vergnügen für jeden Analytiker! Doch unter der für uns ausschlaggebenden Perspektive liefert dieser Sketch – gegen den Strich gebürstet – erfreulicherweise eines der von Ihnen hoch geschätzten Rezepte. Zweifellos haben Sie erkannt, dass Feydeau Ihnen ein Sesam-öffne-dich schenkt, das dem Auslöser der intimen Katastrophe »Bin ich gut genug?« in nichts nachsteht. Diesen Satz können Sie nun sehr effizient durch das Bild des ungerührten Zöllners ersetzen, ein schönes Bild für den Überbringer des elterlichen Verbotes; mit der inquisitorischen Aufforderung: »*Haben Sie nichts zu verzollen?*« fordert er ein Schuldgeständnis und stellt zugleich seine Tüchtigkeit unter Beweis. Und das wissen wir spätestens seit der Geschichte vom Daumenlutscher: Wer sich schuldig macht, zu dem kommt der »Schneider mit der Scher'«, womit wir wieder beim Thema wären. Unser berühmter Komödienschreiber liefert sogar großmütig eine Variante für den Tag darauf: »*Vorsicht jetzt! Was ist, wenn es mir heute genauso geht wie gestern?*« Und dazu würzt er die Situation noch mit einem grammatischen Spiel, dem Lacan mit seiner Tendenz zu rhetorischen Figuren einiges hätte abgewinnen können, wenn nämlich die Frageform mit ihrer impliziten Verneinung »*Was ist, wenn es mir heute genauso geht wie gestern?*« vorteilhaft durch das »*Heute Abend wird es wieder nichts!*« ersetzt wird.

Sie sehen, mit welcher grammatikalischen Feinsinnigkeit Feydeau, ein Zeitgenosse Freuds, einen Ablauf und seine unvermeidliche Konsequenz analysiert, und aus diesem Ablauf können Sie eine Methode erarbeiten, wenn Ihr kleines Abbruchunternehmen richtig florieren soll.

7

Süßes Gift der zwischenmenschlichen Beziehungen

Wir haben uns bereits damit befasst, welch zentralen Platz in Ihrem Seelenhaushalt der *Andere* (derjenige, der Sie nicht sind), der *Andere* (derjenige, den Sie sich vorstellen) und schließlich das *Andere* (das in den dunklen Tiefen Ihrer Seele sitzt, das Unbewusste) einnehmen. Unbestreitbar kann diese fest verankerte Dreifaltigkeit Ihr Verhältnis zu anderen Menschen vergiften, wenn Sie sie im rechten Moment zu Hilfe rufen. Was wäre denn auch das tägliche Leben auf der Grundlage harmonischer Beziehungen zu Ihresgleichen, ein Leben, das gute Absichten und Höflichkeit bestimmen, in dem Hintergedanken, Rivalität und Misstrauen keinen Platz haben? Ein Erfolg der psychoanalytischen Therapie oder ein Monument der Langeweile? Sie haben die Frage bereits beantwortet, also ist die zweite Möglichkeit damit vom Tisch.

Beginnen wir mit einem von Lacans unzähligen Aphorismen: »*Das Begehren des Menschen ist immer das Begehren des Anderen*«, und sei es nur wegen der Feststellung, dass Sie – wie das im Einzelnen auch immer aussehen mag – stets unter der Fuchtel dieses Anderen stehen werden; einen kleinen Einblick hat Ihnen ja bereits die Erkenntnis geliefert, welche Macht er bis heute über Sie ausübt. Sie sind ein geselliges Wesen, und ohne diesen Anderen, mit dem Sie sich identifizieren, der Ihre Gedanken bestimmt, von dem Sie seit Ihrer frühesten Kindheit ganz und gar abhängen, wären Sie nur ein grunzendes und auf den Bäumen sitzendes Wolfskind, gleich jenen fernen Vorfahren, von denen wir ja angeblich abstammen. Wenn Sie also nicht gerade von einer besonders gleichgültigen Mutter mitten im Urwald vergessen worden sind, werden Sie dem Verlangen des Anderen, das zu dem Ihren geworden ist, nicht entgehen können. Und selbst bei extremer Vernachlässigung gibt es wahrscheinlich irgendwo in der Umgebung ein Affenweibchen mit Kinderwunsch, das Ihnen das Begehren nach dem Anderen zumindest in ganz primitiver Form vermitteln kann. Was also auch geschehen mag, es wird immer in Ihrer Nähe, bei Ihnen, in Ihnen die Andersartigkeit geben, denn nachdem sie von Ihrer lieben Mutter verkörpert wurde, wird sie durch Ihren Nachbarn von oben (nicht von unten natürlich, das haben wir schon geklärt) repräsentiert, und als Krönung von allem wird sie ihr Domizil in Ihrem Innersten aufschlagen, als das Unbewusste im Sinne Freuds.

Dieser äußerst anpassungsfähige Andere bevölkert die Hauptstraßen Ihrer Stadt, Sie begegnen ihm auf Schritt und Tritt; im besten Fall nimmt er das Aussehen Ihrer Freunde an, im schlimmsten und häufigsten Fall trägt er die Maske der gesellschaftlichen Akteure, von denen Sie abhängen.

Wie könnten Sie auf klare und konfliktfreie Beziehungen mit ihm hoffen? Sie bewegen sich auf vermintem Gelände. Wenn der Andere sich mit dem *Anderen* verbindet und sich dazu noch auf das unbewusste Andere einschwingt, sind alle Bedingungen für die Entfaltung einer besonders pikanten Beziehungssymptomatik erfüllt. Auch hier sollte man die verzerrten Facetten bestmöglich nutzen.

Die Hölle, das ist der Andere

Zahlreiche Mittel stehen zur Verfügung, um die zwischenmenschlichen Beziehungen unerträglich zu gestalten. Wir müssen uns wohl oder übel auf einige wenige beschränken. Das erste und wirkungsvollste besteht in einem von Ihnen bis in alle Einzelheiten und für alle Eventualitäten genauestens ausgearbeiteten Verhaltenskodex – damit wird aus jedem Gesprächspartner ein potenzieller Gesetzesbrecher. Die erste Vorschrift Ihres eisernen Regelwerkes verpflichtet Ihre Mitmenschen dazu, Ihnen mit deutlich erkennbarer Sympathie entgegenzutreten und sich bei ihrem Begrüßungssatz strikt an das Protokoll zu halten. Abweichungen oder gar die Aufhebung werden nicht geduldet. Allerdings sollten Sie die Disziplin bei Ihresgleichen nicht zu optimistisch einschätzen (wobei Sie dem Begriff »Ihresgleichen« hier ohnehin nichts abgewinnen können). Unzweifelhaft findet der Postangestellte, der Finanzbeamte oder die Kassiererin im Supermarkt ein boshaftes Vergnügen darin, Ihren Verhaltenskodex mit Füßen zu treten, und zwar schon in den ersten Sekunden Ihrer Begegnung.

Dieses vorprogrammierte Benehmen lädt bereits die banalen Eingangsfloskeln mit einer beinahe fühlbaren elektrischen Spannung auf. Nehmen Sie einmal an, einer der eben aufgezählten Akteure vergäße absichtlich, Sie bei Ihrem triumphalen Einzug mit dem fröhlichen »Guten Tag!« zu begrüßen, das Sie mit Fug und Recht erwarten dürfen. Und selbst wenn die Begrüßungsfloskel ausgesprochen wird, so ist doch ihr Tonfall zu berücksichtigen; das »Guten Tag« kann mit einem solchen Desinteresse geäußert werden, dass Ihnen das nicht gleichgültig sein kann. Leicht vorzustellen, was daraus folgt: Sie werden vor diesem pflichtvergessenen Delinquenten keinen Kotau machen, Sie nicht! Das machen Sie dieser Person unmissverständlich klar, indem Sie ihre Unfreundlichkeit mit einer bärbeißigen Miene quittieren; so stopfen sie ihr den Mund und erinnern sie an ihre Pflichten. Der Rest liegt ganz bei Ihnen: schneidende Bemerkungen in die Runde, harsche Kritik am Verfall der Sitten. Wichtig ist es, dass der Vorgang entsprechend der Ausgangslage zu Ende geführt wird, etwa, indem Sie den Unverschämten mit dem Dokument ohrfeigen, das Sie eigentlich verschicken wollten, oder indem Sie den Inhalt Ihres Einkaufswagens auf dem Fließband liegen lassen und erhobenen Hauptes abtreten, ohne auf die Proteste aus der Schlange hinter Ihnen zu achten, oder indem Sie Ihre Steuerlast durch einen von Ihren Beschimpfungen herbeigerufenen Vorgesetzten stark nach oben korrigieren lassen. Viele denkbare Situationen werden Sie in der Gewissheit bestärken, dass die Sache mit dem Verhaltenskodex eine ausgezeichnete Idee war, bedenkt man, wie fade die banalen Alltagssituationen sich bei einem reibungslosen Verlauf sonst gestalten würden.

Natürlich widerspricht dieses Vorgehen dem, was Dale Carnegie mit seinem berühmten Werk *Wie man Freunde gewinnt* verfolgt, aber Sie sollten wissen, dass sich schon lange niemand mehr danach richtet, nicht einmal in den USA. Und außerdem streben Sie ja keine neuen Freundschaften an, sondern moralische Härte – also kann es Ihnen auch egal sein, wie viele feindselige Blicke Sie im Laufe des Tages auf sich ziehen, solange Sie nur Ihren eigenen Blick ertragen können, wenn Sie am Abend eines erfolgreichen Kreuzzuges für den Respekt der Mitmenschen in den Spiegel schauen. Das Gefühl, im Recht zu sein, notfalls gegen den Rest der Welt, ist unglaublich anregend, und wenn es auch nicht direkt zur Erweiterung Ihres Freundeskreises führt, so verhilft es Ihnen auf jeden Fall zu einer *Splendid Isolation* und damit zu den kostbaren depressiven Symptomen, deren Vorteile wir nicht mehr aufzeigen müssen.

Der Rächer mit der Maske

Sie können die Beziehungen zu Ihren Mitmenschen auch komplizieren, indem Sie sich ein Denkmal als Weltverbesserer setzen. Wenn jemand Sie fragt, warum Ihnen denn so viel an dieser wenig beneidenswerten Position liegt, antworten Sie: »Irgendjemand muss es ja schließlich tun, wo kämen wir denn sonst hin?« Darauf könnte der unverbesserliche Widerspruchsgeist entgegnen: »Sicher, man kann wohl davon ausgehen, dass einer es tun muss, aber warum gerade Sie?« Als Antwort auf diese Frage, die den niedrigen IQ Ihres Gesprächspartners beweist, begnügen Sie sich mit einem Schulterzucken. Denn wer wäre für die Durchsetzung der gesellschaftlichen Regeln besser geeignet als Sie, der Sie weder auf die städtischen Verordnungen noch auf die im Parlament demokratisch beschlossenen Gesetze gewartet haben, um in Ihrem Innersten ein vom gesunden Menschenverstand gespeistes Regelwerk auszutüfteln?

Und so werden Sie im Bewusstsein Ihres guten Rechtes der Einzige sein, der sich in der U-Bahn genau zwischen die rauchenden und nach billigem Fusel stinkenden Ganoven setzt, die mit den Füßen auf den Bänken herumlümmeln, um sie mit gerunzelter Stirn daran zu erinnern, was das Leben in der Gemeinschaft bedeutet. Natürlich verläuft die Szene oft ein wenig anders, als Sie sich das vorgestellt hatten. Auch wenn Sie wie das Standbild der Kontur in Mozarts *Don Giovanni* mit den Flammen der Hölle drohen, entschuldigen diese Strolche sich nicht unbedingt, sie nehmen auch nicht umgehend ihre schmutzigen Stiefel von den Plastiksitzen oder treten verlegen und schamrot ihre Kippen unter dem Sitz aus (was ihnen vermutlich einen weiteren entrüsteten Kommentar Ihrerseits eintragen würde). Nein, die Dinge könnten sich in eine völlig andere Richtung entwickeln, und zwar zu Ihrem Nachteil, doch aufs Ganze gesehen durchaus vorteilhaft. Während Sie am Abend die in prächtigen Regenbogenfarben schillernde Umgebung Ihres Auges abtupfen, können Sie sich mit zwei weiteren Quellen der Befriedigung beschäftigen. Zum einen haben Sie den echten Widerstandshelden gegeben, einen der wenigen überlebenden Rächer. Verwundet vielleicht, doch am Leben. Zum zweiten hat sich Ihre Überzeugung bestätigt, dass Sie sich nur auf sich selbst verlassen können. Die zumindest reservierte Haltung der Mitreisenden, die sich im Allgemeinen entscheiden, die Fahrt in einem weit entfernten Abteil fortzusetzen, um Ihnen freie Bahn zu lassen, wird Sie zu weiterem Grübeln anregen, während der Bluterguss sich langsam zurückbildet.

Besonders gut können Sie sich die uneingeschränkte Zustimmung Ihrer Umgebung aber auch sichern, wenn Sie die Rolle des Oberlehrers übernehmen. Jeder Mensch freut sich, wenn er von den kostbaren Ratschlägen eines Experten profitieren darf. Und wer wäre dafür besser geeignet als Sie? Bestimmte Formulierungen lassen Ihre Kompetenz auf dem – wie auch immer gearteten – Gebiet erkennen und werden stets willkommen sein und positiv aufgenommen werden. Besonders erfolgreich sind Bemerkungen wie »Ich hab es dir ja gleich gesagt« oder »Hättest du nur mal auf mich gehört«. Auch der Satz: »Das lass dir eine Lehre sein« kommt immer gut an und wird als Geschenk aus Ihrem wertvollen Erfahrungsschatz angesehen, für den keine Gegenleistung erwartet wird. »Das hab ich mir gleich gedacht« zeugt von Ihrer Intuition, und der Satz »Das kommt davon, wenn man nicht auf den Rat von Leuten hört, die von der Sache was verstehen« wird Ihnen wegen seiner orakelhaften Untertöne Respekt und Bewunderung eintragen.

Sollten diese Formulierungen jedoch den erwarteten Erfolg vermissen lassen, sollten Sie das Pech haben, auf Undankbare zu stoßen, die diese so großzügig ausgeteilten himmlischen Gaben nicht zu schätzen wissen – und leider sind diese Leute sehr zahlreich –, dann bestehen Sie nicht darauf, lassen Sie die unfreundlichen Kommentare an sich ablaufen, und ziehen Sie sich in Ihren Elfenbeinturm zurück. Dieser von Ihnen sorgfältig instand gehaltene Zufluchtsort eignet sich ideal für eine lohnende Meditation über die Vorzüge und die freiwillig eingegangenen Risiken der völligen Selbstverleugnung.

Zweifellos ist es angenehmer, sich in einer feindseligen Umgebung zu glauben, als davon auszugehen, dass das Verhältnis zu Ihren Mitmenschen gestört sein könnte, wie es ein etwas einfältiger Analytiker Ihnen vielleicht aufgezeigt hätte. Wahrscheinlich handelt es sich hier um einen Mechanismus, den der Schöpfer in seiner großen Güte erdacht und der hinter jeder Ecke lauernde Freud beschrieben hat, einen Mechanismus, mit dessen Hilfe Sie sich angesichts der von Ihnen angeprangerten Missstände auf der Welt die Hände in Unschuld waschen können. Diesen Mechanismus nennt man Projektion, und seine kindliche Schlichtheit zeigt sich in dem auf dem Schulhof oft gehörten Satz: »Wer's meld', war's selbst.« Woran man die sprichwörtliche Hellsicht des Kindermundes erkennt und sieht, dass junge Seelen mit komplizierten psychischen Situationen ohne weiteres fertig werden. Die Projektion besteht ja einfach darin, dass man seinem Nächsten Gedanken, Gefühle oder Absichten unterstellt, die man bei sich selbst nicht sehen möchte. Bei guter Pflege führt dieser Mechanismus direkt in den Verfolgungswahn, aber so weit wollen wir es nicht kommen lassen. Wie nützlich ist er jedoch bei zahlreichen Gelegenheiten, wenn Sie sich freudig einer allzu schweren Last entledigen und sie auf den schwachen Schultern des von Ihnen erwählten Gesprächspartners entladen.

Auf der Grundlage dieses Postulats – ein beispielhafter Satz wäre: »Ich will nichts von meinem Hass für den *Anderen* wissen, schließlich ist er es doch, der mich verabscheut« – können Sie sich alle erdenklichen Varianten ausmalen! Und bedenken Sie auch hier, was Sie damit sparen können: Wie viele Sitzungen auf der Couch hätten Sie gebraucht, um bis zu den tiefen Wurzeln Ihrer negativen Gefühle vorzudringen, wie viele weitere, um diese anschließend wieder zu integrieren? Wohingegen der Hass des *Anderen* gegen Sie zwar schwer zu ertragen ist, letztendlich aber nur sein eigenes Problem deutlich macht! Wenn es Ihnen Spaß bereitet, könnten Sie sich sogar mit dessen Ursachen befassen, und besonders gut wird Ihnen wahrscheinlich diese gefallen: schlichte Eifersucht angesichts Ihrer vielen Erfolge. Diesen von eifersüchtigem Hass erfüllten *Anderen* können Sie fürchten, wenn Sie ängstlich sind, Sie können ihn bedauern, wenn Sie Empathie besitzen, Sie können ihn mit bloßen Händen bekämpfen, wenn Sie ein Held sind, aber ganz gewiss werden Sie nie zum Portemonnaie greifen, um ihn dabei zu unterstützen, dass er bei einem Experten seine unverständliche Aversion gegen Sie durchleuchtet!

8

Die labende Wirkung des Misserfolgs

Der Feind ist das Gelingen. Warum? Weil Sie es, sollte es unglücklicherweise über Sie hereinbrechen, mit schrecklichen Angstzuständen bezahlen müssten. *Andere* dagegen ertragen das Gelingen sehr gut; sie sehen darin den verdienten Lohn für ihre Mühen, die Entschädigung für jahrelange Plackerei oder sie finden es einfach normal, dass Fortuna ihr bereits lorbeerbekränztes Haupt noch weiter schmückt. Ganz anders stellt sich die Sache für Sie dar, denn Sie sähen sich sofort von einer Flut von Fragen überwältigt wie: »Warum gerade ich?«, »Habe ich das wirklich verdient?« oder »Mit was für einer Katastrophe werde ich für so viel Glück bezahlen müssen?«

Gehen wir diese Fragen nacheinander durch; sie können uns sehr viel über die seelischen Knoten verraten, deren Ausdruck sie sind.

Die erste Frage: »Warum gerade ich?« ist der sichtbare Teil des Eisberges, nämlich des Gefühls der Unfähigkeit, das jeden Ihrer Versuche, irgendein Unternehmen erfolgreich durchzuführen, im Keim erstickt. Ja, warum gerade Sie? Können Sie denn alle nötigen Garantien geben, besitzen Sie alle erforderlichen Qualitäten, sind Sie der vor Ihnen liegenden Aufgabe auch wirklich gewachsen? Viele Fragen, die nach eingehender Reflexion genauso sicher zum erwarteten Resultat führen werden wie der oben zitierte Satz des Zollbeamten: »Haben Sie nichts zu verzollen?« Allein die Tatsache, dass Sie vom blinden Zufall auserwählt wurden, schreckt das Über-Ich aus seinem oberflächlichen Schlummer hoch, und seine Antworten auf Fragen aller Art sind selten positiv. Und da bedeutet es auch nichts weiter, dass die Frage: »Warum gerade ich?« mit tödlicher Sicherheit ihr Gegenstück hervorruft, die Frage: »Warum nicht der *Andere*?« Da Sie wissen, mit welchen Qualitäten Sie den nicht blockierten *Anderen* ausgestochen haben, können Sie sich schon jetzt vorstellen, wie der Wettkampf ausgehen wird. Das Über-Ich als Erbe der elterlichen Verbote erweist Ihnen geflissentlich seinen Dienst (um nicht zu sagen: einen Bärendienst). Ihr Erfolg bedeutet immer auch den Sieg über Ihren Vater, und selbst wenn er Ihnen in der Wirklichkeit Ihren Platz gönnt, so zeigt sein unbewusstes Bild sich doch weit weniger entgegenkommend.

Bei dieser Gelegenheit schlägt der Verfasser Ihnen vor, erneut die Perspektive Freuds einzunehmen, der solche Hemmungen gut kannte, und schon macht Ihre Befangenheit Ihnen alle Ehre. In einem berühmten Text, *Eine Erinnerungsstörung auf der Akropolis*, beschreibt der Erfinder der Psychoanalyse, wie die Freude über einen Erfolg durch das Gefühl vergällt wurde, er habe seinen Vater Jacob, den kleinen Händler, übertroffen und damit ein wich-

115

tiges Verbot übertreten, was den Sohn um die Befriedigung brachte, die Vaterfigur symbolisch zu töten. Sie sehen also, dass Ihre wahrlich begründete Frage unbewusst für eine bewundernswerte Verehrung der Eltern steht, und wer sollte Ihnen die zum Vorwurf machen? Eine Anregung dazu: Würden Sie jede Ihrer Unternehmungen mit einem Satz begleiten, der irgendwo tief unten in Ihrem Gewissen sitzt, wie: »Siehst du denn nicht, dass du gerade dabei bist, deinen Vater umzubringen!«, dann würden Sie das törichte und vatermörderische Vorhaben, sich über Ihre bescheidenen Verhältnisse zu erheben, sehr schnell aufgeben, und Sie würden dort bleiben, wo Sie jetzt sind; daran ist absolut nichts Ehrenrühriges, wenn man weiß, welche Gewissensbisse eine gewagtere Entscheidung entfesseln würde.

Nicht weniger interessant ist die zweite Frage: »Habe ich das wirklich verdient?« Entsprechend Ihrer natürlichen Neigung (von der Sie sich jetzt vernünftigerweise nach unten ziehen lassen) denken Sie schon von jeher, dass Sie nur eine Sache wirklich verdienen, und das ist die Strafe. Die Gründe brauchen Sie nicht in Ihrer heutigen Situation zu suchen; vielmehr hat es in Ihrer Kindheit von so vielen schuldhaften Handlungen, Gedanken oder Absichten gewimmelt, dass Sie nicht nach aktuellen Ursachen Ausschau halten müssen: Denken Sie einen Moment nach, und es werden Ihnen Hunderte in den Sinn kommen. In seinen *Drei Abhandlungen zur Sexualtheorie* hat Freud die polymorph perverse Anlage einleuchtend beschrieben; sie macht aus dem Säugling, der Sie einmal waren, einen schamlosen hedonistischen Genießer, der aus seinen sämtlichen Körperöffnungen einen Lustgewinn bezieht und dabei eine Fantasie an den Tag legt, dass selbst der Marquis de Sade vor Neid erblasst wäre. Wenig später offenbarte das anmutige Spiel mit Ihren Exkrementen, die Sie ohne jeden Ekel kneteten oder verspeisten, Ihre perversen Triebe. Und dazu kommt noch die für diese Phase typische Grausamkeit, mit der Sie Ihre Mutter quälten, die voll guter Absichten erwartete, dass Sie Ihre Ausscheidungsprodukte einfach in das dafür vorgesehene Behältnis platzierten. Später folgte dann das unvermeidliche Drama in der libidinösen Geschichte jedes Individuums, von Freud als universell beschrieben und trotzdem nicht minder mit Schuld beladen. Sie haben also den berühmten ödipalen Konflikt durchlebt, der Sie tatsächlich dazu veranlasste, Ihren Vater, diesen verhassten Rivalen, physisch vernichten zu wollen, um seinen Platz als Herrscher und Gebieter über die Sinnlichkeit Ihrer Mutter einzunehmen.

Müsste man nicht eine Ausgeburt der Gleichgültigkeit sein, wollte man unbeschädigt und mit reinem Gewissen aus all diesen kriminellen Erfahrungen hervorgehen? Sie, dessen hohen Ansprüche an die moralischen Grundwerte uns ja bekannt sind, wären da gewiss der Letzte. Diese riesige Last an Schuldgefühlen hat sich irgendwo in der Tiefe verkrochen und wartet nur auf die Gelegenheit, sich mit ausgefahrenen Krallen auf Sie zu stürzen. Jedes glückliche Ereignis endet zwangsläufig im Tal der Tränen, das Sie so unverdrossen durchwandern, denn es wird von Ihnen als unverdiente Auszeichnung durch eine schützende Gottheit erlebt und muss den erwarteten Funken in das bereitstehende Pulverfass jagen. Unweigerlich wird sich die Frage erheben: »Habe ich das wirklich verdient?«, und die abschlägige Antwort lässt sich auf der Stelle mit den zahlreichen Untaten Ihrer Kindheit begründen. Verdient dieser Kot liebende (bzw. Kot fressende), vatermordende und inzestuöse Perverse, der Sie damals waren, tatsächlich die Ehren, mit denen er da überhäuft zu werden droht? Angesichts Ihrer strikten Moral können wir uns darauf verlassen, dass Sie Ihre Schuldgefühle mit einem donnernden »Nein!« auf Hochglanz polieren werden.

Bleibt noch die letzte Frage: »Mit was für einer Katastrophe werde ich für so viel Glück bezahlen müssen?« Sie haben die Wahl. Nach dem Vorbild der besten Drehbuchautoren können Sie in Ihrem Schicksalsfilm die Zeiten der Euphorie mit den Detonationen abwechseln lassen, die der Durchschnittszuschauer so liebt. Auf Ihrer inneren Leinwand wird also die bevorstehende Beförderung durch eine bald darauf ausbrechende heimtückische Krankheit stark beeinträchtigt, ein bestandenes Examen wird durch eine zu erwartende familiäre Katastrophe weggefegt und so weiter. All die erfreulichen Nachrichten sind nur eine dramatisierte Technicolor-Version der berühmten und von Ihrem Über-Ich wachgerüttelten Kastrationsdrohung als Strafe für ein unverdientes Glück. Dieselbe Drohung hing wie ein Damoklesschwert über Ihrem Haupt, als Sie Ihre Mama so heiß begehrten und den Wunsch, Ihr Papa möge sich in Luft auflösen, nur mühsam unterdrücken konnten. Selbst wenn sich die Strafe also auf einen sozialen oder persönlichen Erfolg verlagert hat, erweist sie sich doch als völlig gerechtfertigt, und Sie müssen sie nur noch annehmen, was Sie natürlich bereitwillig tun. Von nichts kommt nichts, wie der Volksmund so richtig sagt, dessen weise Erkenntnisse die psychoanalytischen Hypothesen so oft untermauern.

Geliebte Prüfungen

Als paradigmatisch für die Symptomatik des Scheiterns könnte man das Examen ansehen. Das Fach tut nichts zur Sache, entscheidend ist der Umstand, dass Sie einem Prüfer gegenüberstehen. Der Andere, der *Andere* und das *Andere* – wie wir sie weiter oben definiert haben – finden hier eine ideale Gelegenheit für ihre Verstofflichung (in der chemischen Bedeutung des Wortes) und schlüpfen in das Aussehen der Person, die Sie befragen wird. Nun müssen Sie nur noch eine angsterfüllte Haltung einnehmen; Ihre hängenden Schultern, Ihr gesenkter Kopf, Ihr unsteter Blick wird den Prüfer von Anfang an in eine für Sie äußerst günstige Stimmung versetzen. Desgleichen wird das bohrende Gefühl, keine Ihrer Antworten könne den Quälgeist zufrieden stellen, Sie selbst in einen optimalen Zustand bringen. Der raffinierte Mechanismus der Projektion wird aus Ihren Befürchtungen angesichts des »*Subjekts[s], dem zu wissen unterstellt wird*«, in kürzester Zeit eine negative Voreingenommenheit gegenüber Ihnen, dem potenziellen Opfer, machen. Ganz eindeutig müssen Sie also einem Feind die Stirn bieten, und das wenige Wissen, das Sie in endlosen Nachtschichten angesammelt haben, hilft ihnen nicht lange weiter, denn nichts ist so angreifbar und so schnell wie weggeblasen wie das Wissen. Sie können das unvermeidliche Nichtbestehen des Examens also auf eine Verschwörung des Lehrkörpers zurückführen, auf einen Zusammenschluss der Prüfergilde, und damit können Sie die absurde Frage nach Ihrer eigenen Kompetenz hintanstellen. Das ist auch am bequemsten. Sie würden schließlich ohnehin nie das erreichen, woran Ihr Vater gescheitert ist! Und sollte Ihr Vater ein brillanter Kopf sein, dann würden Sie ihn doch nicht mit Erfolgen ausgerechnet auf dem Gebiet beleidigen, auf dem er schon Jahre vor Ihrem Erscheinen auf dem Arbeitsmarkt Ruhm und Ehre angehäuft hat! Grämen Sie sich nicht, die Würfel waren schon vorher gefallen, und Sie hatten keine Chance.

Für den unwahrscheinlichen Fall, dass Ihr Monate vor der Prüfung unendlich oft wiederholter Stoff sich tatsächlich gründlich in Ihren Gehirnwindungen festgesetzt hätte und Sie daher alle Aussicht auf Erfolg hätten, oder auch für den Fall, dass Sie nicht so gehemmt wären wie der eben beschriebene Kandidat, haben Sie weitere Möglichkeiten, doch noch zu versagen.

Falls Sie zufällig zu einem Vorstellungsgespräch – einer besonders gemeinen Form der Prüfung – eingeladen sind, heben Sie sich von den anderen Bewerbern durch die Wahl

Ihrer Kleidung ab. Sie sollten diesen Aspekt nicht auf die leichte Schulter nehmen, denn was man auch dazu sagen mag, für den *Anderen* heißt es: Kleider machen Leute. Ein Beispiel: Sie möchten gern in das prestigeträchtige Bankhaus im Herzen von einem der elegantesten Stadtviertel eintreten; Sie bringen alle Voraussetzungen mit, und die für diese Tätigkeit erforderlichen Kenntnisse sind in Ihrem Gedächtnis fest verankert. Obwohl Sie reich mit Symptomen ausgestattet sind, sind Sie eine Persönlichkeit von Format; Sie laufen also Gefahr (ja, wir sprechen hier von Gefahr), den Posten zu bekommen. Sie gehören dem weiblichen Geschlecht an? Dann wählen Sie die Accessoires, die Ihnen beim letzten Discoabend so großen Erfolg beschert haben: Der giftgrüne Minirock hob sich doch wunderbar von den vergissmeinnichtblauen Strümpfen ab, die ihrerseits von Plateauschuhen aus kükengelbem Vinyl vorteilhaft zur Geltung gebracht wurden. Genau das Outfit, das dem Erzähler in den Krimis von James Hadley Chase den begeisterten Ausruf entlockt: »Menschenskind, das Mädel, das gerade hereingekommen ist, war wirklich 'ne Wucht!« Lassen Sie sich vom verächtlichen Blick Ihres Gesprächspartners – Lichtjahre vom Helden der Krimiserie entfernt – nicht beeindrucken; dieser Blick allein macht Ihre Hoffnungen zunichte, aber schließlich waren Sie nicht bereit, das Großkapital über Ihre starke Persönlichkeit dominieren und sich diesen faden Einheitslook aufzwingen zu lassen, der in Gegenden mit astronomischen Mieten üblich ist! Gut, das Einstellungsgespräch war ein Fehlschlag, aber dafür haben Sie sich etwas Entscheidendes bewahrt, nämlich Ihr wahres Ich. Und ist es nicht das, was wirklich zählt?

Und auch Sie, mein Herr, der Sie sich als Philosophielehrer in einer vornehmen Mädchenschule bewerben. Wenn zu Ihrem Stil, dem Ausdruck Ihrer einzigartigen Persönlichkeit, nun mal ausgetretene Cowboystiefel, gepiercte Augenbrauen und an den entscheidenden Stellen aufgeschlitzte und abgetragene Jeans gehören – warum sollten Sie sich Gewalt antun und darauf verzichten? Diese von einer Institution auferlegte Art des Opfers wäre ein Hohn für die Selbstbestimmung über den eigenen Körper. Geben Sie nicht nach, Sie haben die Menschenrechte auf Ihrer Seite.

In den tristen Gängen des Arbeitsamtes werden Sie wenig später den hochgerutschten Saum des giftgrünen Minirocks und die vergissmeinnichtblauen Strümpfe Ihrer Nachbarin und ebenfalls arbeitssuchenden Leidensgefährtin verstohlen mustern und in aller Ruhe die bedauerliche Intoleranz beklagen können, die im unmenschlichen Reich der Headhunter herrscht.

Dem Verfasser ist in früheren Zeiten ein ähnliches Unglück zugestoßen. Endlich hatte eines seiner Manuskripte die Aufmerksamkeit eines angesehenen Verlages erregt. Sein Name sollte im Katalog neben zahlreichen Größen der Literatur erscheinen. Alles verlief bestens, und so sah der Autor sich veranlasst, sein Urteil über die Verachtung, der Schriftsteller seines Kalibers ausgesetzt sind, zu modifizieren. Endlich hatte er Anerkennung gefunden. Das ging so lange gut, bis der zuständige Lektor ihm mitteilte, dass die

122

hintere Umschlagseite seines Werkes nicht von ihm selbst, sondern von einem Hersteller im Haus betreut werden sollte. Diese unerträgliche Beleidigung seiner Ausdrucksfreiheit veranlasste den Autor zu einer schneidenden Antwort, der es zugegebenermaßen nicht geschadet hätte, wenn bestimmte Ausdrücke ein wenig abgeschwächt worden wären. Aber was für eine Rolle spielt das schon – seine Feder hatte die Ketten gesprengt, mit denen das Verlagsimperium sein Talent hatte fesseln wollen. Seine Ehre war gerettet, auch wenn von einer Veröffentlichung nie mehr die Rede war.

Es lebe das Desaster!

Wie grausam das Leben auch ist, gelegentlich reicht es Ihnen mit spitzen Fingern die eine oder andere Freude, die Sie, wenn Sie es geschickt anstellen (der Verfasser zeigt Ihnen die eindeutig beste Methode), in geeigneten Nährboden für ausgewachsene Angstgefühle verwandeln können. Je intensiver die Vorfreude, desto sicherer die Katastrophe. Sie können das nur begrüßen, denn die geschickt inszenierte Zerstörung bringt Sie mit Ihrem Gewissen ins Reine, immer im Einklang mit dem inzwischen fest verankerten Prinzip, dass in Ihrem Seelenhaushalt eine übergroße Freude zwangsläufig unverdient sein muss. Statt ergeben auf die Strafe zu warten, die der Frevel nach sich ziehen muss, können Sie sie auch selbst ins Werk setzen. Denn es geht schließlich nichts über Maßarbeit.

Im Allgemeinen feiert man besondere Gelegenheiten in einem renommierten Lokal, das mit Michelinsternen geschmückt und vom GaultMillau in den höchsten Tönen gelobt wird. Neben ihrem erlesenen Interieur und ihrer raffinierten Küche weisen derartige Etablissements die Besonderheit auf, dass sie von Feinschmeckern förmlich belagert werden, weshalb Sie Wochen oder sogar Monate im Voraus reservieren müssen. Diese wertvolle Zeit der Ruhe vor dem Sturm können Sie einsetzen, um ein Katastrophenszenario auszuarbeiten: Der Countdown bis zum Festmahl fängt an, Ihnen mit seinem unerbittlichen Tick-Tack in den Ohren zu hämmern, und in den darauf folgenden Wochen können Sie in Ihrer Fantasie die Strategien zur Unterwanderung der zu erwartenden Freuden entwickeln (und nicht etwa die Strategien zum Genuss der schwindenden Wartezeit). Die gewöhnlichste Form besteht in der täglich gestellten Frage, was für ein Familiendrama oder häusliches Erdbeben auftreten und die Annullierung der kostbaren Reservierung erzwingen könnte. Eine Variation, die Ihnen im Grunde ebenso gut entspricht: Sie gehen Ihre Symptomliste durch und wählen das Symptom aus, das von jetzt an bis zum Schicksalstag wachsen und gedeihen könnte, bis es den kulinarischen Genuss völlig unmöglich macht. Natürlich würden Sie dem Verdauungsbereich den Vorzug geben, doch auch eine ordentliche Migräne oder ein schwerer Hexenschuss sind in Betracht zu ziehen. Eine dritte Möglichkeit bezieht sich auf den oben erörterten Grundsatz »Habe ich das wirklich verdient?« und führt Sie zu der Überlegung, dass Sie, o schuldbeladenes Wesen, unverdientermaßen an der fürstlichen Tafel Platz nehmen wollten. Sie sehen also, wie Sie die Ihnen bewilligte Frist sinnvoll nutzen können.

Wenn Sie das Ruder geschickt führen und wenn nicht die Hand des Schicksals eingreift und so Ihre Hoffnungen vernichtet, überschreiten Sie zur vorgesehenen Stunde die Schwelle des Luxuslokals mit dem größtmöglichen Unwohlsein. Sie müssen sich nicht einmal die Lebensbedingungen der Bevölkerung in der Vierten Welt in Erinnerung rufen, um beim Anblick der blütenweißen, mit Kristall und Silber dekorierten Tischdecken und des in Reih und Glied aufmarschierten Personals, das Ihnen jeden Wunsch von den Augen abliest, von einer plötzlichen Übelkeit ergriffen zu werden. Sie brauchen sich nur Ihre Liste vergangener Untaten ins Bewusstsein zu rufen. Welcher Untaten? Ganz genau wissen Sie es selbst nicht mehr, da sie schon lange der Verdrängung zum Opfer gefallen sind, aber das ist auch nicht so wichtig, denn die Notwendigkeit der Strafe steht Ihnen noch lebhaft vor Augen, und sie kann bei dieser Gelegenheit wunderbar vollzogen werden. Die prunkvolle und mit geheimnisvollen Herkunftsbezeichnungen durchsetzte Speisekarte, die der Maître d'Hotel Ihnen in die Hand drückt, verwandelt sich unversehens in eine Generalstabskarte: Sie zeigt Ihnen den Hindernislauf, den Sie, ein tapferer kleiner Soldat, von der Vorspeise bis zum Dessert bewältigen müssen, um die Prüfung zu bestehen, ohne dass Sie schon bei den Appetithäppchen mit der Hand vor dem Mund hinausssstürzen, um frische Luft zu schnappen. Von diesem Moment an ist das seit Monaten erwartete Festmahl, das Ihren Gaumen hatte verwöhnen sollen, nur noch ein heldenhafter Kampf gegen die Übelkeit. Sie behalten die Oberhand, indem Sie lediglich winzige Portionen dieser vor Ihnen aufgefahrenen Köstlichkeiten zu sich nehmen, kulinarische Wunder, die den Weg in Ihr Verdauungssystem nur mit Unmengen Leitungswasser schaffen.

Dennoch wird die Unternehmung nur dann zu einem glücklichen Ende kommen, wenn Sie fühlen, dass Sie den Opfern der Verarmung und der Hungersnöte – deren Brisanz unseren Genuss noch steigert – ihren Anteil gezahlt und so den Tribut für Ihre kriminelle Vergangenheit entrichtet haben. Angesichts Ihrer Schuld haben Sie einen bemerkenswerten Kompromiss erzielt; er spricht für Ihr intelligent ausgefeiltes Symptom und besteht darin, dass Sie ein außergewöhnlich köstliches Essen zu sich genommen haben, ohne auch nur das geringste Vergnügen dabei zu empfinden. Und wenn Sie zu Ihrer Erleichterung noch einen Schritt weiter gehen wollen, dann erinnern Sie sich an den vielleicht ein wenig zu intensiven Geschmack des Bröckchens Krebsfleisch, das Sie durch bewusstes Schlucken zu den übrigen Speisen in Ihren Magen befördert haben. Empfinden Sie nicht ein leichtes Ziehen im Oberbauch? Verweilen Sie während der wenigen Stunden, die Ihnen noch bleiben, bei diesem kaum wahrnehmbaren Gefühl, denken Sie an die zweifelhafte Frische des fraglichen Produkts, bevor Sie zu Bett gehen, so können Sie eine schlaflose Nacht verbringen und in Ihrem Badezimmer der leidenden Menschheit weiter ihren Tribut zahlen.

Sie lieben das Theater und nutzen freudig jede Gelegenheit zu einem Besuch? Freudig? Was war denn das? Sollten Sie sich wirklich mit diesem banalen und ungefilterten Gefühl begnügen, ohne ihm mit einigen Zutaten mehr Würze zu verleihen? Das Repertoire »Desaster im Theater« enthält zwei Varianten, die hysterische und zwanghafte, und sie schließen sich nicht einmal gegenseitig aus.

Betrachten wir die erste: Sie möchten die Aufführung besuchen, die die Kritik in den Himmel hebt und die von Kennern heiß empfohlen wurde. Mehrere Wochen zuvor sind Sie an die Vorverkaufskasse gestürmt, um den heiß begehrten Platz zu ergattern: Parkett, erste Reihe Mitte. Der große Abend ist da, und mit klopfendem Herzen treten Sie durch die Einlasskontrolle und finden sich in der heiter lärmenden und eleganten Atmosphäre des Foyers wieder, eines wahren architektonischen Kleinods aus Gold und Purpur. Eine liebenswürdige Logenschließerin zeigt Ihnen Ihren Platz, und von genau diesem Moment an überstürzen sich die Ereignisse. Sie sitzen in der ersten Reihe, Ihr Platz befindet sich genau in der Mitte, Ihr Wunsch hat sich erfüllt: Und da liegt der Hase im Pfeffer! Mit einem angespannten Lächeln lassen Sie sich vor dem Samtvorhang nieder, als Ihnen eine perfide Frage, die genau diesen Moment abgewartet hat, um ihr Schlupfloch zu verlassen, durch den Kopf schießt: Nun, da Sie rechts und links zwischen Dutzenden von Zuschauern eingezwängt sind – was wird passieren, falls Ihnen plötzlich schlecht wird? Schon bei dem bloßen Gedanken daran bricht Ihnen der kalte Schweiß aus. Und nun lässt die Klingel Sie zusammenfahren, als würde der Leibhaftige persönlich an Ihre Türe klopfen. Die Würfel sind gefallen, zwischen den Reißzähnen einer teuflischen Bestie verstärkt sich das Unwohlsein und wird noch durch Schwindelgefühle verstärkt. Wie auch immer Sie die Sache betrachten, es gibt kein Entrinnen. Sie müssten aufstehen und unter gestotterten Entschuldigungen diese Anordnung feindlicher Körper durcheinander bringen, und das unter den Blicken des ganzen Saales; von den Balkonen bis zum Parkett wären alle unnachsichtige Zeugen Ihres überstürzten Abgangs. Eine andere und noch dramatischere Lösung könnte so aussehen: Sie klettern auf die Bühne, stoßen unter dem Raunen des Publikums die Schauspieler beiseite und verschwinden ohne Rücksicht auf irgendwelche Regieanweisungen in Richtung Hof oder Garten, um die erlösende Toilette zu suchen. Das einzig wirksame Gegenmittel: Sie schotten Ihre Sinne ab, lassen mit geschlossenen Augen und verstopften Ohren um sich herum das Nichts entstehen und konzentrieren sich mit Hilfe elementarer Atemtechniken ausschließlich auf die Bewältigung Ihres Problems. So kommen Sie vielleicht nicht in den vollen Genuss der Aufführung, aber das Symptom aus den Beständen der Hysterie hat Sie, zumindest in Ihrer Fantasie, zum Helden des Abends gemacht: Haben Sie nicht immer schon davon geträumt, einmal auf der Bühne zu stehen?

Auch die zweite, die zwanghafte Lösung, entbehrt nicht

eines gewissen Charmes. Bis zum Klingeln kann sie genauso ablaufen wie die erste, um in dem Augenblick davon abzuweichen, wo Ihr Nachbar zur Linken zum ersten Mal von einem trockenen Husten überfallen wird. Nach Ihrem Verhaltenskodex hätte er eigentlich seine Karte zurückgeben müssen, um Ihnen wenigstens auf der linken Seite Ellbogenfreiheit zu gewähren. Der herrliche und von großartigen Schauspielern vorgetragene Text, an dem Sie sich bereits im Vorhinein erfreut haben, interessiert Sie schon nicht mehr, denn jetzt befassen Sie sich damit, die Phasen gespannter Ruhe zwischen zwei Hustenanfällen des ungenierten Zuschauers mit der Uhr zu stoppen. Seine aufmerksame bessere Hälfte wird ihrer Pflicht gerecht und sucht etwas weiter links von Ihnen in ihrer Handtasche nach dem Mentholbonbon, der dem Hals ihres Gatten Linderung verschaffen soll. Allerdings genügt eines dieser unter intensivem Knistern ausgewickelten Bonbons nicht, den immer heftigeren Reizhusten des Bronchitiskranken zu stillen. Eine für den Durchschnittszuschauer – nicht für Sie, der Sie genau Buch führen – unkalkulierbare Menge von Bonbons wird gebraucht, und jedes Mal werden sie so lautstark vom Zellophan befreit, dass sich auch dem tolerantesten Mitmenschen die Haare sträuben müssen. Jeder Hustenanfall und jede Verabreichung eines Bonbons veranlasst Sie unfehlbar dazu, ihren Kopf ostentativ zu den Missetätern zu drehen, um ihnen mit einem wütenden Blick – Sie haben es darin zur Meisterschaft gebracht – zu bedeuten, wie sehr sie Ihre unveräußerliche Freiheit verletzen, eine von Ihnen ausgewählte Aufführung zu genießen. Am Ende der Vorstellung werden Sie mehr über die Erscheinungsformen einer akuten Bronchitis und die Eigenschaften von Mentholbonbonpapier wissen als über das Stück, von dem Sie nur einige dürftige Sätze mitbekommen haben. Sie waren so davon absorbiert, die zeitlichen Abstände zwischen den Hustenanfällen Ihres Nebenmannes zu messen sowie in Gedanken eine Strafanzeige wegen der Übertretung Ihres persönlichen Gesetzbuches zu formulieren, dass die Vorstellung an Ihnen vorbeigerauscht ist. Eine Vorstellung, die die Lobeshymnen der Presse sicher nicht verdient hat, wie es ja so oft der Fall ist.

Häusliche Tragödien

Warum sollten wir in diesem Kapitel nicht auch einen der aufregendsten Aspekte im Leben eines Paares behandeln, der die beiden Bereiche Theater und Desaster aufs Schönste verbindet: die häusliche Szene? Unter den zahlreichen Möglichkeiten, das gewagte Abenteuer des gemeinsamen Lebens zu vergiften, stellt sie eine besonders spektakuläre Form dar. Im Allgemeinen handelt es sich um das Ergebnis vieler kleiner Meinungsverschiedenheiten, Ärgernisse, unausgesprochener Vorwürfe, die im Lauf der Zeit gewissenhaft gesammelt wurden und nun ein Depot von leicht entzündbarem Material bilden, das schon der kleinste Funke in Brand setzt. Dieser Funke kann so leicht entfacht werden, dass man sich nicht lange bei den nötigen Reibereien aufhalten muss. Eine etwas zu heftige Antwort, ein schlecht verschlossenes Einmachglas, ein nicht abgespülter Teller – all das kann nötigenfalls als Feuerstein fungieren. Zudem kann man den Zündstoff perfekt lagern, wenn man einige grundlegende Ratschläge berücksichtigt, die auf der Einübung der Nichtkommunikation basieren.

Die Psychoanalyse (an deren Segnungen der Verfasser Sie auch weiterhin großzügig teilhaben lässt) lehrt uns, dass die in der Kindheit durchlebten Traumata in der Psyche unauslöschliche Spuren hinterlassen, und das umso mehr, wenn die schmerzhafte ernsthafte Erfahrung durch ein zweites und vielleicht drittes Erlebnis verstärkt wurde, die Anklänge an das erste enthielten und so das Symptom auslösten. Wenn das ursprüngliche Trauma die späteren schmerzlichen Erlebnisse, mit denen es sich verbunden hat, so stark durchtränkte, dann deshalb, weil es nicht ergründet und richtig zugeordnet werden konnte. Vereinfachend heißt das, dass es nicht in Worte gefasst wurde, nicht von seiner emotionalen Überfrachtung befreit und im Rahmen anderer seelischer Erfahrungen verarbeitet werden konnte. Ganz grob gesagt: Was totgeschwiegen wurde, kann sich als tödlich erweisen.

Ein erstklassiger Ehekrach entfaltet sich gemäß dieser Logik. Wenn Sie dem von Freud beschriebenen Mechanismus getreulich folgen, dürfen Sie die schmerzliche Erfahrung auf keinen Fall in Worte fassen, und so kann sie ihre Zerstörungsarbeit in aller Ruhe fortsetzen. Das ursprüngliche Trauma kann in Gestalt einer schockierenden Entdeckung auftreten, zum Beispiel von Brötchenkrümeln, die Ihre bessere Hälfte nach einem Frühstück im Bett auf dem ehelichen Lager hinterlassen hat, und zwar an einem Tag, an dem Sie selbst nicht frei hatten. Ebenso gut tut auch das auf den Pappkern reduzierte Toilettenpapier seine Wirkung, ganz abgesehen von den Peinlichkeiten, in die dieser Mangel Sie stürzt, oder die unverschlossene und in der Mitte ausgequetschte Zahnpastatube, Zeichen einer beklagenswerten Unart, die auf fehlende Ernsthaftigkeit und einen unterentwickelten Sinn für Sparsamkeit schließen lässt. Doch verlieren wir uns nicht in solchen Einzelheiten, denn entscheidend ist doch, dass Sie keine Silbe über diese Dinge verlieren, sondern geduldig darauf warten, dass sich das Verbrechen wiederholt. Die Vorteile dieser Haltung springen geradezu ins Auge: Hätten Sie sich auf die Schwäche gestürzt, um dem geliebten Wesen gegenüber leichthin eine humorvolle Bemerkung über seine schuldhafte Nachlässigkeit fallen zu lassen, so hätte es seinen Fehler begriffen, und sein Fehlverhalten hätte sich auf diesen einen Fall beschränkt; durch Ihr kluges Schweigen dagegen haben Sie den Weg für die Wiederholung bereitet. Hier bietet sich eine günstige Gelegenheit zu testen, wie sehr das einzige Objekt Ihrer Liebe Sie wirklich schätzt, und schon bald werden Sie eine schmerzhafte Feststellung machen. Weil Sie nicht reagiert haben, wird der Schuldige sich in der Gewissheit der Straflosigkeit wiegen, er wird seine Tat wiederholen und Sie damit zu Vorhaltungen veranlassen, die nach Wochen oder

Monaten der Reifung nicht gerade liebenswürdig ausfallen. Sein schlechter Charakter trägt das Seine dazu bei, und wenige Minuten später hat das Beben auf der Richter-Skala eine wesentlich höhere Stufe erreicht.

Das oben zitierte Beispiel ist wie gesagt nur eine von tausend Möglichkeiten, umso mehr, als das Eheleben täglich, um nicht zu sagen ununterbrochen, jedem der beiden Partner die Rute für die gegenseitige Züchtigung an die Hand gibt. Und einmal mehr hat die psychoanalytische Wissenschaft Ihnen – sicherlich nicht ganz im Sinne des Erfinders, aber auf doch bereichernde Weise – die Sache in einem neuen Licht erscheinen lassen und Folgendes gezeigt: Wenn das Wort im Rahmen der Therapie ein einmaliges Mittel zur Veränderung ist, so ist in der trauten Zweisamkeit zu Hause das gekonnt gepflegte Schweigen der Zünder, mit dem sich hervorragend ein hitziger Austausch von Liebenswürdigkeiten entfachen lässt.

So machen Sie sich also bewusst, dass es im unendlich weiten Feld der Beziehung zum geliebten Wesen vielfältige Formen der Befriedigung gibt, denen unterschiedliche neurotische Symptome zugrunde liegen. Blättern Sie noch einmal im Katalog: Im Kapitel über die Zwangsvorstellungen sehen Sie, wie sehr Ihr Liebesobjekt die sorgfältig ausgearbeiteten Rituale missachtet, von denen Ihr Weiterleben abhängt; im Kapitel über die Hysterie wird der Genuss der mangelnden Befriedigung Sie dazu veranlassen, jeden Tag daran zu denken, was es Ihnen verweigert; im Abschnitt über die Depression geben Sie sich der schmerzlichen Entdeckung hin, dass es keine Liebe zwischen Ihnen gibt und Sie nur eine geringe Rolle bei der Entfaltung seiner Libido spielen; bei den psychosomatischen Phänomenen verbuchen Sie die Erkrankungen der Haut und des Verdauungssystems, die auf seine irritierenden Verhaltensweisen zurückzuführen sind, und im Abschnitt über die Versagensneurose stellen Sie die unglückselige, aber unvermeidliche negative Bilanz Ihrer Gemeinschaft auf.

9

Kassandrische Wonnen

»Was mag das Leben wohl für mich bereithalten?« – diese Frage sollte man sich regelmäßig stellen, denn dahinter verbergen sich potenzielle Drohungen. Sie birgt im Keim ein spezifisches Wissen über Ihre Person, und zwar ein in einem Tresor verschlossenes Wissen, zu dem Ihnen der Schlüssel fehlt. Hier wird für Sie erneut die Präsenz jenes oben zitierten »*Subjekt[s], dem zu wissen unterstellt wird*« fühlbar; es beherrscht die Begegnung mit denen, die Sie bei Ihrer Suche nach einer immer wieder sich entziehenden Wahrheit aufsuchen: Professoren, Ärzte, Hellseher. Diese Wahrheit können Sie als Schicksal bezeichnen, wenn Sie es wünschen, doch trotz der mythischen Anklänge an Minos, die Parzen oder einen rächenden Gott zeigt auch die Psychoanalyse großes Interesse daran. Der nach jeder Katastrophe gebetsmühlenartig wiederholte Lieblingssatz der Fatalisten »Das musste ja so kommen« wird durch die Freudschen oder Lacanschen Theorien ebenso wenig aufgehoben wie zahlreiche der Volksweisheit entspringende Redensarten. Denn die Unwägbarkeiten Ihrer Reise durch diese seichte Welt sprechen in ihrer übergroßen Mehrzahl dafür, dass ihr Verlauf im Buch des Schicksals festgeschrieben ist.

Nimmt man – was sich auf jeden Fall empfiehlt – den Autor von *Funktion und Feld des Sprechens und der Sprache in der Psychoanalyse* beim Wort, wenn er die Vorherrschaft des Signifikanten über unseren psychischen Apparat aufstellt, so wird man sich über diese Bestätigung kaum mehr wundern. Denn für Letzteren ist unsere Benennung in der symbolischen Ordnung grundlegend; schon ehe wir die himmlische Geborgenheit des Mutterbauchs aufgeben, wirkt sie sich auf unseren Status als Objekt aus. Bereits vor unserer Geburt sind wir in dieses Gespinst, dieses *Web* aus Signifikanten eingesponnen, und sei es nur durch unseren Namen. Sicherlich führt die Tatsache, dass Sie den Namen Philipp tragen, nicht unbedingt dazu, dass Sie sich ausschließlich für Pferde begeistern[1]; dass Sie Regine heißen, muss Sie nicht dazu bewegen, einen ganzen Familienroman um eine hypothetische königliche Abstammung zu konstruieren; Silvan bedeutet nicht, dass Sie als Waldelf leben werden, und der Name Claude besagt nicht, dass Sie durchs Leben hinken müssen.[2] Und doch ist nicht auszuschließen, dass die in Ihrem Vornamen verborgenen Signifikanten sich auf Ihr Schicksal auswirken, und wäre es nur, weil sie einen schon vor Ihrer Geburt bestehenden elterlichen Wunsch zum Ausdruck bringen. Und das gilt auch für die Familien-

1 Der Name Philipp, oder ursprünglich Philippins, ist aus den griechischen Wörtern »hippos« (Pferd), und »philein« (lieben) entstanden.
2 Das lateinische Wort »claudus« heißt lahm, behindert.

namen: ist es nicht irritierend, dass Pasteur (= Hirte) seine grundlegende Entdeckung ausgerechnet an einem jungen Schäfer ausprobierte, dass Bell (= Glocke) jenes Gerät erfand, dessen Läuten heute für seine Bedeutung steht, oder dass der Kinematograph den Brüdern Lumière (= Licht) zu verdanken ist? Denken Sie doch auch an den Familiennamen und Vornamen von Sigmund Freud, der wörtlich genommen an das sexuelle Vergnügen und an den Sieg der Sprache erinnert. Liegt hier nicht reichlich Stoff für Fragen begraben?

Die Kunst des Hellsehens

Wenn bereits alles irgendwo festgeschrieben ist, kann man logischerweise auch alles lesen, ob im Kaffeesatz, in den Handlinien oder in den Träumen, die uns wertvolle Hinweise auf unser Schicksal liefern.

Wenn wir schon einmal bei der Hellseherei sind, sollten wir uns auch kurz mit den okkulten Beratungen befassen, die gewöhnlich in der Höhle eines Mediums stattfinden, im Schutz schwerer Vorhänge und unter dem hypnotischen Blick eines ausgestopften Käuzchens. Wenn Sie wie empfohlen auch weiterhin der Argumentation dieses Werkes folgen und immer noch eine Antwort auf die Fragen suchen, die Sie bedrücken, können Sie ohne weiteres wählen: zwischen dem Schweigen des Analytikers mit seiner Couch, die Ihre freien Assoziationen in Gang setzt, und der weihrauchgeschwängerten Kammer einer Seherin mit ihrer Kristallkugel. Ihre Aufmerksamkeit hat sie durch eine Visitenkarte in Ihrem Briefkasten erregt, auf der sie eine verlockende Palette ausbreitet. Sie preist ihre umfassenden Fähigkeiten im Kartenlegen, in der Rückgewinnung verlorener Liebe und in der Erlösung von Zaubersprüchen, und all das im Hinterhaus, Aufgang C, 6. Stock, Zimmer 11. Sie sollten sie aufsuchen. So gut wie sie kann niemand Ihnen »*Ihre eigene Botschaft in umgekehrter Form wieder senden*«, um noch einmal Lacan zu zitieren. Ihre Vorhersagen werden Sie überraschen und Sie in der Annahme bestätigen, dass Ihre in einem Himmelsbuch verzeichnete Zukunft nur darauf gewartet hat, von einer Wissenden dechiffriert zu werden.

Nur ein Beispiel: Nach einigen Anrufungen und sachkundigen Fragen wird die Botschafterin des Schicksals Ihnen die Tarotkarten legen, und in kürzester Zeit erscheint zwischen ihren üppig beringten Fingern die Königin: Sie weist auf eine silberne Frau in Ihrer Umgebung hin, die Ihnen Böses will und deren Einfluss Sie um jeden Preis ausschalten müssen. Erkennen Sie hier einen Zusammenhang mit den Bekenntnissen, die die Prophetin Ihnen am Anfang der Sitzung entlockt hat? Zweifellos haben ihre subtilen Nachfragen Sie soeben zu der Mitteilung veranlasst, was Sie von Ihrer Schwägerin und ihren erbschleicherischen Manövern halten. Sollte die Vorhersage sich aus dieser Information gespeist haben? Oder ist am Ende mit der böswilligen und habgierigen Kreatur, vor der Sie sich hüten müssen, ganz einfach die Wahrsagerin selbst gemeint, wenn man den zunehmenden Einfluss auf Ihre Seele und die Rekordhonorare für ihre Konsultation bedenkt? Aber wer wird denn so schlecht denken? Völlig zu Recht bevorzugen Sie die Vorstellung, dass dieser Hinweis schon seit aller Ewigkeit in die unergründlichen Geheimtexte eingeritzt ist. Wollen Sie sich vor hässlichen Gedanken hüten, dann dürfen Sie die okkulten Wissenschaften nicht anzweifeln, und schon gar nicht auf so bösartige Weise! Denn dieser Verdacht könnte Ihnen die Idee eingeben, dass die Hexe sich Ihrer latenten Ängste bemächtigt, um Ihnen wie in einem Spiegel die maßgeschneiderte Antwort zu zeigen, wobei sie Ihre unbewussten Intentionen stärkt und Ihre Befürchtungen in Wünsche, Ihre Angst machenden Wünsche in Tatsachen verwandelt. Solche Hypothesen stellen Psychoanalytiker auf! Warum sollten Sie Ihre Gewissheiten durch einen Freud-Schüler erschüttern lassen, wenn die Virtuosin der Kristallkugel auf so liebenswürdige Weise bereit ist, Ihren Wünschen nachzukommen?

Auf dem Umweg über die enthüllenden Fragen und Ihre spürbare Unruhe wird Ihr unausrottbarer Optimismus in kürzester Zeit unzählige düstere Vorhersagen anziehen, von der dunklen beruflichen Zukunft über die Seuchengefahren und die Liebeskatastrophe bis zum schweren Verkehrsunfall. Sie stehen tief in der Schuld der Person, die Sie vor diesen unmittelbar bevorstehenden Gefahren gewarnt hat: Ihr haben Sie es zu verdanken, wenn Sie der Katastrophe entgehen (oder sie vielmehr anlocken?). Die Vision Ihrer schwarz gemalten Zukunft wird Sie monatelang in die mollige Wärme Ihrer Kuscheldecke zwingen, wo die feindliche Welt Ihnen nichts anhaben kann und Sie sich auf protoplasmische, aber ach so aufbauende Weise mit Ihrem primären Narzissmus wieder verbinden können, das gierige Pseudopodium zum stärkenden Glas Milch ausgeschickt.

Kommt Nacht, kommt Rat

Die Deutung Ihrer Träume ist eine weitere Methode, mit der Sie Ihr Streben nach Wahrheit befriedigen können. Es gibt zwei Methoden: entweder nach Art antiker Weissagungen oder nach der Technik, die Freud in seinem berühmten Werk *Die Traumdeutung* entwickelt hat. Untersuchen wir sie beide, und entscheiden wir dann, welche dem Ziel Ihrer Suche am nächsten kommt. Im aktuellen Stadium Ihrer Lektüre können Sie sich das wohl schon denken, doch sollten Sie trotzdem nicht auf die vergleichende Studie verzichten.

Zu diesem Zweck zwingen Sie sich zu einer elementaren Übung: Lassen Sie in allen Einzelheiten den letzten Traum Revue passieren, aus dem Sie angsterfüllt hochgeschreckt sind und den Sie in einer beruflichen Umbruchsituation geträumt haben.

Sie durchqueren eine dunkle Halle, eine Art Tempel mit Vorhängen, auf denen gestickte Fratzen Sie anstarren; entsetzliche geflügelte Hände, Unheil verhei-

ßende Vögel streifen Ihr Haar wie Fledermäuse. Am
Ende der Halle steht die Bronzestatue eines zornigen,
Blitze schleudernden Zeus. Sie bemächtigen sich der
Hände und befehlen ihnen, sich auf die Statue zu stür-
zen und sie zu zerstören. An ihrer Stelle bildet sich ein
klares warmes Gewässer, und Sie stellen sich vor, wie
Sie ein herrliches Bad darin nehmen werden. Gerade
als Sie den Fuß in das erfrischende Wasser tauchen,
bebt die Erde. Schweißgebadet wachen Sie auf.

Sehen wir zunächst, was das *Große Buch der Träume* Ihnen
zur Deutung dieses dunklen Traumes vorschlägt. Öffnen Sie
das Handbuch, das Sie in jeder gut sortierten esoterischen
Buchhandlung finden und in dem die Symbole wie in einem Wörterbuch alphabetisch geordnet sind. Blättern Sie
zum Eintrag »Dunkle Halle«, und Sie werden die folgende
Definition finden: »*Steht für eine wesentliche Frage, die*
Sie bedrängt und deren Lösung Ihnen Schwierigkeiten
bereitet.« Zweifellos handelt es sich um die beruflichen
Schwierigkeiten, mit denen Sie momentan zu kämpfen haben und die Sie vor die Frage stellen, ob Sie auf lange Sicht
bei den Kombi-Versicherungen bleiben sollen. Also steht
der Tempel natürlich für das Gebäude der internationalen
Versicherungsgesellschaft, in der Sie Ihre besten Jahre vergeuden, und in den gestickten Gesichtern erkennen Sie mü-
helos bösartige und neidische Kollegen. Unter dem Stich-
wort »*Geflügelte Hände*« finden Sie: »*Das Bild steht für*
Veränderung, die Sie umtreibt.« Sie denken nach – ja, das

stimmt! Die ausgestreckten Finger zeigen Ihnen, in welche Richtung Sie gehen müssen. Und so erklärt sich auch Ihre Angst. Sie stehen vor einer radikalen beruflichen Veränderung, und es ist ganz normal, dass Sie beunruhigt sind. Für die Bronzestatue liefert Ihnen das Buch freundlicherweise die Deutung: »*Autoritätsperson, kann zu Strafmaßnahmen greifen.*« Ihr Abteilungsleiter, ganz klar! Dieser Zerberus mit seiner handgestrickten Weste hat Ihnen in letzter Zeit wiederholt mit Entlassung gedroht! Der Schleier ist gelüftet, Ihr Traum zeigt Ihnen den Weg: Mit einer Handbewegung wischen Sie ihn beiseite, diesen Boss im Westentaschenformat mit seinen faschistoiden Methoden, der Ihnen den Weg versperrt (die Zerstörung des Götzenbildes), und heben ab, in neue, lichte Gefilde! Nun wenden Sie sich dem »*klaren, warmen Gewässer*« zu, dem »*Synonym für das Nirwana*«, und Sie haben die Gewissheit, dass Sie die Veränderung, mit der Sie sich von der nüchternen Welt der Versicherungen verabschieden, nicht leichtfertig angegangen sind. Bleibt noch das schweißgebadete Erwachen, für das sich in Ihrem Handbuch beim besten Willen keine Erklärung findet. Mit etwas Nachdenken lüften Sie das Geheimnis: Der Wechsel in Ihrer Situation geht nicht ohne Mühen vor sich, Sie werden auch etwas dazu beitragen müssen. Mit Schweiß und Energie – doch zumindest haben Sie erkannt, dass Sie auf dem richtigen Weg sind.

Wie würde die Psychoanalyse Ihren Traum deuten? Uneigennützig hat der Autor recherchiert, um Ihnen die Auseinandersetzung mit Freuds genialen Gedanken in der

Traumdeutung zu ersparen, und so können Sie sich ohne jede Anstrengung selbst ein Bild machen. Derjenige, an den Sie durch das enge Band der Übertragung gefesselt sind, würde Sie auffordern, den Assoziationen zu folgen, die aus jedem einzelnen Bild des Traumes sprudeln, so, wie Freud es in seinem Werk entwickelt hat. Denn seiner Ansicht nach kann man die in einer Traumproduktion verborgene Wahrheit entschlüsseln wie ein Bilderrätsel; die Lösung erlaubt einen Blick auf die unbewussten Triebe, die der Traum in maskierter Form zeigt.

Sie beginnen also mit der dunklen Tempelhalle, die Sie sofort, Sie werden gleich wissen warum, an die wohltuende Dunkelheit Ihres Schlafzimmers erinnert, das Heiligtum, in dem Sie Ihren narzisstischen Kulthandlungen huldigen. Die Vorhänge, die das Dach verdecken, führen Sie über die Assoziationen zu »Stoff« und »Decke« zwingend zum verschwommenen Bild einer Bettdecke, vielleicht zu der, die auf Ihrem Kinderbett lag. Aber ja! Jetzt erinnern Sie sich wieder: Die gestickten Gesichter sind die von Micky Maus und Bambi, mit denen Ihre Bettwäsche bedruckt war! Die geflügelten Hände, die Ihre Haare streifen, sind dagegen eine harte Nuss: Offensichtlich verhindert ein Widerstand die Lösung. Nur zögernd kommen Sie von den »Haaren« zu den »Schamhaaren«, obwohl Sie fühlen, dass Sie an diesem Faden ziehen müssen, wenn Sie das unbewusste Wirrwarr aufdröseln wollen. Plötzlich versetzt das Bild der geflügelten Hände Sie in eine derbe Szene, die Sie Ihrem Analytiker gern verschwiegen hätten, auch wenn sie für diesen weiß Gott nichts Neues ist. Es sieht ganz so aus, als wären das Ihre Hände, die gerade bei ihrer Lieblingshandlung in den fiebrigen Nächten Ihrer polymorph-perversen Entwicklungsphase überrascht werden! O weh! Wie sehr die Statue des Zeus Ihrem Vater ähnelt, dessen Zorn Sie so fürchteten! Leugnen ist zwecklos, es geht genau darum: die Angst, für eine sündige Handlung bestraft zu werden. Und eben diese Hände wären imstande, eine noch viel größere Schuld auf sich zu laden als die Entdeckung der Lust: den brutalen Mord an dem, der das Verbot ausgesprochen hat! Daher die Zerstörung des Götzenbildes. Und wofür hätten Sie nach dem schrecklichen Verbrechen freie Hand? In diesem Stadium der Entschlüsselung sehnen Sie von ganzem Herzen das »Gut!« oder das »Ja!« herbei, mit dem Ihr Analytiker rituell das Ende der Stunde ankündigt. Aber natürlich ist es wie immer. Der grausame Mensch, der Sie so frustriert, schweigt. Und Sie müssen fortfahren, bis Sie einen Zeh in den See mit warmen Wasser stecken, im Bewusstsein, dass der »See« Sie zum »Meer« führt, zu diesem höchst mehrdeutigen Begriff, und im Gedanken an den Zusammenhang, den Freud zwischen Fuß und Penis gesehen hat, als er sich mit dem Fetisch beschäftigte. Jetzt verstehen Sie besser, warum Sie schweißgebadet erwacht sind. Es war höchste Zeit. In diesem Augenblick begreifen Sie, was sich hinter Ihrer beruflichen Veränderung mit ihren außerordentlichen Möglichkeiten an unbewussten ödipalen Inhalten und schuldbeladener Rivalität verbarg, und Sie verstehen, warum Sie so große Angst verspürt haben.

144

Und jetzt ist es an der Zeit, Bilanz zu ziehen. Wenn Sie die Entscheidung haben zwischen dem entspannten Blättern in einem – häufig mit hübschen Abbildungen versehenen – Handbuch und der seelischen Qual, die Sie auf eine unbequeme Couch fesselt und Sie dazu bringt, einem gänzlich Unbekannten obszöne inzestuöse Wünsche einzugestehen, wie können Sie da auch nur eine Sekunde zögern? Umso mehr, als das Ergebnis letzten Endes dasselbe ist, nämlich eine vermutlich positive Veränderung Ihrer beruflichen Situation! Wenn Sie einmal ernsthaft nachdenken, wird sich die Waagschale unter dem Einfluss der Vernunft auf die richtige Seite senken!

Als die Notwendigkeit zur Veröffentlichung immer deutlicher wurde, konsultierte der Verfasser, ohne zu zögern, eine Hellseherin von ausgezeichnetem Ruf. Sie war ihm durch eine gute Freundin empfohlen worden, der die Wahrsagerin von drei möglichen Ehen abgeraten hatte, die zweifellos katastrophal geendet hätten. Immer wieder und nicht ganz frei von Verbitterung sagte diese Freundin, die, dem Verhängnis nur knapp entronnen, zum eingefleischten Single geworden war: »Lieber allein als in schlechter Gesellschaft!«

In der Gewissheit, das Richtige zu tun, sah der Verfasser sich also der Frau gegenüber, die das Schicksalsbuch in den Händen hielt. Nachdem er ihr seine literarischen Nöte anvertraut hatte, zog die Hellseherin einen Pik-König und eine Pik-Dame aus dem Stapel und erklärte ihm, eine hoch gestellte Persönlichkeit und eine in schwarzes Leder geklei-

dete Kreatur seien eifersüchtig auf ihn und dazu so bös-
artig, dass sie ihn auf seinem Weg zum schriftstellerischen
Erfolg behindern wollten, wo sie nur könnten. Welcher
Analytiker, fragt Sie der Autor, könnte sich eines solchen
Weitblicks rühmen?

10

Alea iacta est

Nach großen Mühen und zahlreichen Überarbeitungen und Korrekturen hat der Verfasser die Arbeit am Manuskript schweren Herzens abgeschlossen. Vorsichtig hat er es in einen großen wattierten Umschlag gesteckt, auf den er nicht ohne Zögern die Adresse seines mutmaßlichen Verlegers geschrieben hat, und dann hat er seinen Schlupfwinkel verlassen und sich auf den Weg zur Post gemacht. Um den hartnäckigen Druck seines Über-Ichs zu entkommen, das ihm immer wieder gebot, das Manuskript ein weiteres Mal durchzusehen, wollte er eine Abkürzung nehmen und so die fordernde Instanz im Eiltempo ausschalten. Er bog in ein stilles Gässchen ein und erkannte seinen Irrtum sofort: Um ein Auto herum, aus dem die abgehackten Töne eines Rap (und nicht etwa der herzergreifende Gesang von Kathleen Ferrier) dröhnten, stand eine Gruppe junger Männer mit wenig Vertrauen erweckendem Äußeren, die offensichtlich nur auf Randale warteten. Wie konnte er das Nadelöhr passieren, ohne die Aufmerksamkeit dieser potenziellen Verbrecher auf sich zu ziehen? Der todsichere Instinkt, den die oben beschriebenen Übungen geschärft hatten, verhalf ihm zu der Haltung, die ihm als einzige ernsthafte Probleme einbringen konnte: Mit unsicherem Blick und beschleunigtem Schritt, das kostbare Bündel ostentativ an die Brust gedrückt, versuchte er, sich so unauffällig wie möglich einen Weg zu bahnen. Sein Aussehen, seine Bewegungen und der Schweiß auf seiner Stirn verliehen ihm das Erscheinungsbild eines einsamen und unbewaffneten Geldboten, der in einer dunklen Ecke der Bronx von einer Horde Hell's Angels eingekreist wird und auf der Schulter einen Geldsack in den leuchtenden Farben seiner Bank trägt. Auch wenn die vermeintlichen Verbrecher an ihrem Auto nur die Organisation des sonntäglichen Picknicks oder ihre Besuchsrunde bei den alten Leuten des Viertels im Kopf gehabt hätten, so hätte der bloße Anblick des verängstigten Passanten, der einen unermesslichen Schatz umklammert, genügt, um in ihren plötzlich bösartig gewordenen Gemütern den Gedanken an einen Raubüberfall aufkeimen zu lassen.

Hatte das die Katastrophe heraufbeschworen? Das fragte sich der Autor, als er wenig später seine Nase betupfte, die beunruhigende Ausmaße angenommen hatte, und sich bemühte, die auf dem Boden verstreuten Papiere zu ordnen. Der Unglückliche empfand die starke Versuchung, seinem Handbuch ein weiteres Kapitel hinzuzufügen: »Wie man schlimme Ereignisse anzieht«, in dem seine Ratschläge fraglos Begeisterung hervorgerufen hätten. Zweifellos hätte er sein Über-Ich befriedigt, wenn er kehrtgemacht und sich auf der Suche nach neuen Qualen an die Arbeit gemacht hätte. Dann jedoch dämmerte ihm die vernünftige Erkenntnis, dass man es auch übertreiben kann, und er setzte seinen Weg zur Post fort. Die Würfel waren gefallen.

Epilog

Wenn Sie das Buch nun bis zu diesen letzten Seiten gelesen haben, dann heißt das, dass mehrere Bedingungen zusammengekommen sind:

- Das Manuskript wurde dem Verfasser nicht durch irgendwelche Ganoven abgenommen, die keine Ahnung von seinem Wert hatten, sondern die enttäuschten Angreifer warfen es nur auf den Boden, und der Autor musste daher lediglich die Seiten wieder ordnen.

- Da das Werk nicht durch einen gegen den Autor gerichteten ungelegenen Streik verbitterter Postbeamter aufgehalten wurde, gelangte es in die Hände des Lektors und seiner Komplizin, die sich bei dem Gedanken, wie sie ihn fertig machen würden, schon die Hände rieben.

- Nachdem sie angesichts der unbestreitbaren Qualitäten des Textes Abbitte geleistet hatten, beschlossen Letztere – Pik-König und Pik-Dame –, ihn so rasch wie möglich zu veröffentlichen.

- Der Autor zeigte sich im Hinblick auf die Rückseite des französischen Originals unglaublich konziliant und kompromissbereit und schluckte die Kröte relativ gelassen.

- Das Buch gewordene Manuskript (wenn auch in einem Format, das von den Wünschen des Autors abweicht, und in einer entsetzlichen Umschlagfarbe, die er niemals gewollt hätte) interessiert mindestens einen Leser.
- Letzteren – das sind Sie – hat die Neugier bis zu diesen Zeilen geführt, sicherlich mit dem Gefühl der Enttäuschung, aber gewissenhaft und allein von dem Wunsch getrieben, die Ausgabe für das Buch zu amortisieren.

Der Verfasser sollte sich also glücklich schätzen. Damit wird es natürlich nichts, denn seine düstersten Prognosen haben sich nicht bewahrheitet. Seine Anstrengungen waren sogar von Erfolg gekrönt, und damit kommt er nur schwer zurecht. Um seine Unzufriedenheit zu genießen, kann er nur noch – bestenfalls – auf das Schweigen der Presse hoffen oder – weniger erfreulich, aber notfalls auch akzeptabel – auf bissige Kritiken, die seinem unersättlichen Masochismus neue Nahrung liefern würden. Wie würde er denn angesichts eines Erfolges reagieren, und wäre er noch so klein? Das mag er sich gar nicht vorstellen. Immerhin stünde ihm noch der Ausweg einer anständigen Somatisierung offen.

Was auch immer geschehen mag, ihm liegt vor allem daran, dass Sie seine Botschaft verstanden und die wesentlichen Aussagen herausgezogen haben, nämlich die drei Hauptpunkte:

- Wenn Sie überdurchschnittlich neurotisch sind, nutzen Sie das »Mehr« zu Ihren Gunsten, da Sie ja immer im »Weniger« leben.
- Riskieren Sie Ihr Vermögen (an Besitz und an Symptomen) nicht, indem Sie versuchen, sich bei einem dieser Freud-Jünger von den Behinderungen zu befreien, die Ihnen so viel mehr bedeuten als ein unter Umständen wiedergefundenes Gleichgewicht und die schließlich der Quell unermesslicher Wonnen sein können.
- Beschränken Sie sich nicht auf den bescheidenen Genuss der wenigen von Ihrer Psyche entwickelten Symptome, wo doch der klinische Katalog so viele überaus erbauliche Formen bereithält.

Wie rechtfertigte doch ein bisexueller Freund den Elektrizismus bei der Wahl seiner Liebschaften: »Warum zum Kuckuck sollte ich mich denn um die Hälfte der Menschheit bringen?« Ja, warum sollten Sie sich mit einer armseligen phobischen Vermeidung begnügen, wenn der Zweifel und die Zwangsrituale Sie ebenfalls glücklich machen können? Wozu sich auf plumpe Somatisierungen beschränken, wenn eine fein ausgeprägte Versagensneurose Ihnen die Zukunft als schwarze Sackgasse zeigt? Wie rief doch Sacha Guitry, als er sich nach den entbehrungsreichen Kriegsjahren eine goldene Badewanne kaufte: »Schluss mit den Entsagungen!« Folgen Sie also seinem Beispiel, und setzen Sie dem kargen Leben mit einem einzigen kümmerlichen Symptom ein Ende!

Und wenn dieser ungeheure psychische Aufwand außerhalb Ihrer Reichweite zu liegen scheint, wenn der Luxus Ihnen Angst macht und Sie sich für die Askese der Erhellung durch Freuds Methode entscheiden, obwohl der Autor sich doch so angestrengt hat, damit Sie Ihre Neurose wirklich effektiv nutzen, dann schlagen Sie seine Warnungen in den Wind, schenken Sie sein Werk Ihrem besten Freund – so machen Sie ihn sich zu Ihrem ärgsten Feind –, und stürzen Sie sich auf den erstbesten Analytiker, mit dem Sie sich auf das gefährliche Abenteuer im Getümmel der Signifikanten einlassen. Und wenn das Unterfangen positiv ausgeht und Sie dazu bringt, es sich im Schoß eines unerträglichen besseren Befindens gemütlich zu machen, dann können Sie jedenfalls nicht behaupten, man habe Sie nicht gewarnt!

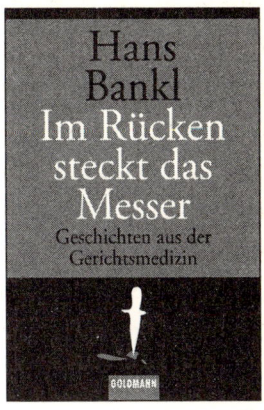
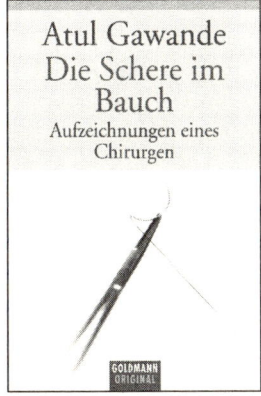

SEELENSTÄRKE

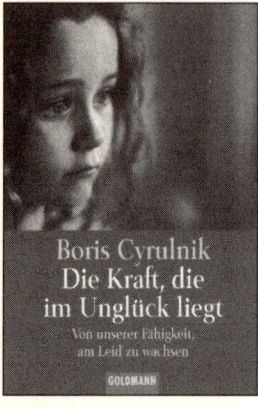

Boris Cyrulnik, Die Kraft,
die im Unglück liegt   15109

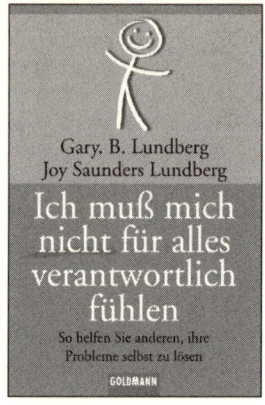

Gary B. Lundberg/Joy Saunders
Lundberg, Ich muß mich nicht für
alles verantwortlich fühlen   15135

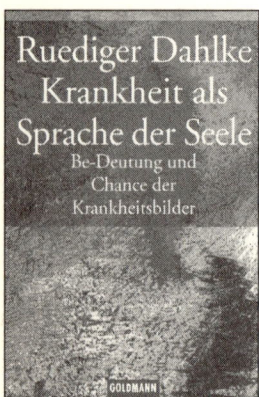

Ruediger Dahlke, Krankheit als
Sprache der Seele   12756

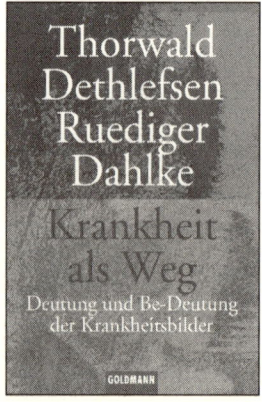

Ruediger Dahlke/Thorwald
Dethlefsen, Krankheit als Weg   11472

LUST UND VERLANGEN

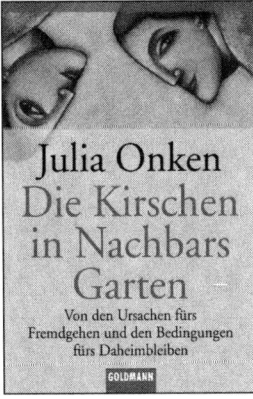
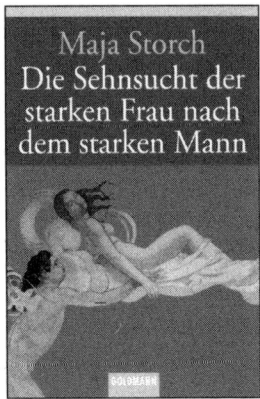
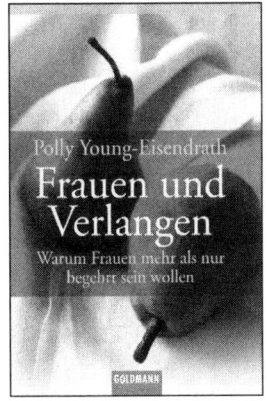
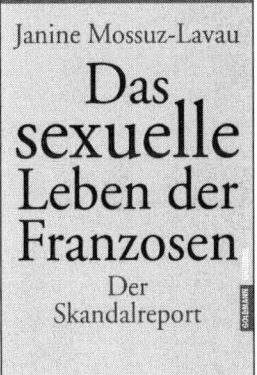

GOLDMANN

Die Welt erkennen

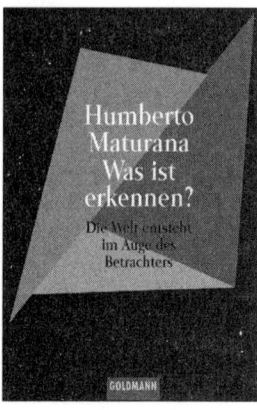

Humberto Maturana,
Was ist erkennen?   15093

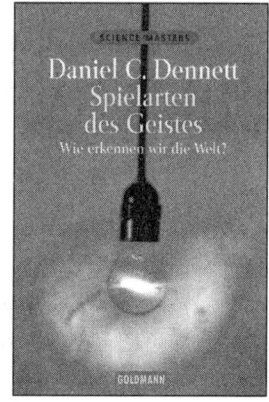

Daniel C. Dennett,
Spielarten des Geistes   15111

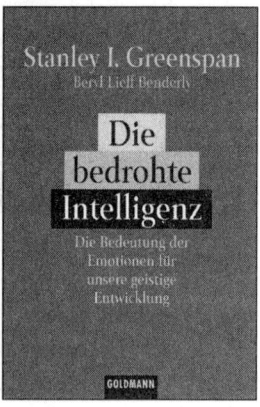

Stanley I. Greenspan, Beryl Lieff
Benderly, Die bedrohte Intelligenz 15103

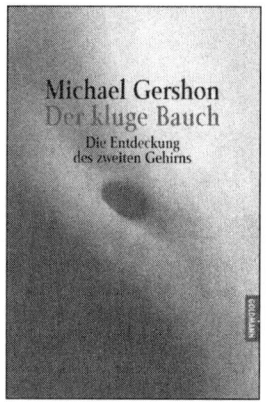

Michael Gershon,
Der kluge Bauch   15114

Goldmann • Der Taschenbuch-Verlag

WAS KINDER STARK MACHT

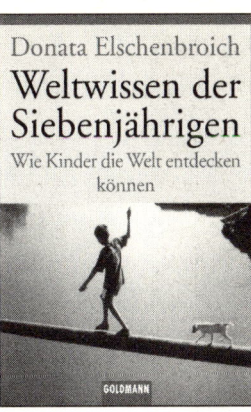

Donata Elschenbroich,
Weltwissen der Siebenjährigen 15175

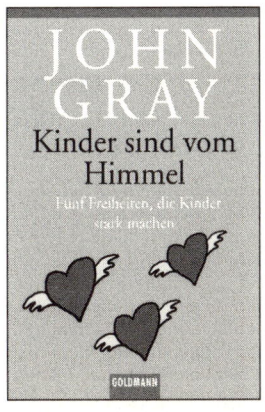

John Gray,
Kinder sind vom Himmel   15205

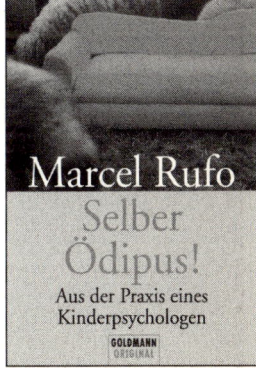

Marcel Rufo,
Selber Ödipus!   15167

GOLDMANN